河南省护理学会组织编写

健康中国·跟我学护理·全媒体科普丛书

总主编 宋葆云 孙 花

守护心脏的每一次跳动

主编 张林虹
　　　兰云霞

郑州大学出版社

图书在版编目(CIP)数据

守护心脏的每一次跳动 / 张林虹,兰云霞主编. — 郑州：郑州大学出版社,2021.1

(健康中国·跟我学护理·全媒体科普丛书 / 宋葆云,孙花总主编)

ISBN 978-7-5645-7204-4

Ⅰ.①守… Ⅱ.①张…②兰… Ⅲ.①心脏血管疾病－护理－问题解答 Ⅳ.①R473.5-44

中国版本图书馆 CIP 数据核字(2020)第 154873 号

守护心脏的每一次跳动

SHOUHU XINZANG DE MEIYICI TIAODONG

策划编辑	李龙传	封面设计	曾耀东	
责任编辑	薛 晗	版式设计	曾耀东	
责任校对	张彦勤	责任监制	凌 青	李瑞卿

出版发行	郑州大学出版社有限公司	地　址	郑州市大学路40号(450052)	
出版人	孙保营	网　址	http://www.zzup.cn	
经　销	全国新华书店	发行电话	0371-66966070	
印　刷	河南文华印务有限公司			
开　本	710 mm×1 010 mm　1 / 16			
印　张	12.75	字　数	217 千字	
版　次	2021 年 1 月第 1 版	印　次	2021 年 1 月第 1 次印刷	

书　号	ISBN 978-7-5645-7204-4	定　价	33.00 元	

健康中国·跟我学护理·全媒体科普丛书

作者名单

丛书编写委员会

主　审　王　伟

总主编　宋葆云　孙　花

编　委　（以姓氏首字笔画为序）

于江琪	王　伟	王云霞	牛红艳
方慧玲	田　胜	冯英璞	兰　红
兰云霞	邢林波	成巧梅	刘　姝
刘延锦	孙　花	孙明明	孙淑玲
李秀霞	李拴荣	吴松梅	吴春华
宋葆云	张红梅	张林虹	张玲玲
周诗扬	周彩峰	姜会霞	黄换香

本册编写委员会

主　编　张林虹　兰云霞

副主编　王荃声　薛海娜　王寒秋　郭舒婕
　　　　王燕平　张玉英　顿艳婷　陈俊红

编　委　（以姓氏首字笔画为序）

王　晶	王焕东	本乐乐	申成兰
白　桃	吕好好	朱乾荣	乔亚娟
刘　俊	刘玉慧	安晓丽	孙晓燕
孙倩文	李克亚	吴　娜	张　娟
张　瑜	张媛媛	陈俊红	押燕锋
郅　慧	赵莹莹	胡　君	侯轶梅
韩亚萍	樊龙会	樊媛媛	

视频制作编辑　（以姓氏首字笔画为序）

王寒秋	申成兰	兰云霞	乔亚娟
张　瑜	张玉英	胡　君	高　洋
郭兆华	韩亚萍		

组织单位

河南省护理学会

河南省护理学会健康教育专业委员会

创作、协作单位

河南省胸科医院

阜外华中心血管病医院

河南科技大学第一附属医院

焦煤中央医院

漯河市中心医院

出版说明

健康是人的基本权利,是家庭幸福的基础,是社会和谐的象征,是国家文明的标志。党和国家把人民群众的健康放在优先发展的战略地位,提出"健康中国"战略目标,强调为人民群众提供公平可及的全方位、全周期的健康服务。这就要求护理人员顺应时代和人民群众的健康需求,以健康科普为切入点,加速促进护理服务从"以治疗为中心"转向"以健康为中心",精准对接人民群众全生命周期的健康科普、疾病预防、慢性病管理、老年养护等服务领域,为人民群众提供喜闻乐见的优秀护理科普作品,不断提高人民群众的健康素养及防病能力。这是时代赋予护理工作者神圣的使命和义不容辞的职责。

河南省护理学会健康教育专业委员会组织百余名护理专家,深耕细作,历时两年,编写这套"健康中国·跟我学护理·全媒体科普丛书",其作者大多是临床经验丰富的护理部主任、三级医院的护士长、科普经验丰富的优秀护师、护理学科的带头人。她们把多年的护理经验和对护理知识的深刻理解,转化为普通百姓最为关心、最需要了解的健康知识和护理知识点,采用"一问一答"的形式,全面解答了各个专科的常见病、多发病、慢性病的预防知识、安全用药、紧急救护、康复锻炼、自我管理过程中的护理问题。同时,对各个学科最新的检查和治疗方法做了介绍,以帮助和指导患者及其家属正确理解、选择、接纳医生的治疗建议。本丛书图文并茂,通俗易懂,紧跟时代需求,融入微视频,扫码可以观看讲解,通过手机可以分享,丰富了科普书创作形式,提升了科普作品的传播功能。丛书共有16个分册,3 000多个问题,800多个微视频,凝聚了众多护理专家的心血和智慧。

衷心希望,我们在繁忙的工作之余总结汇编的这些宝贵的护理经验能给广大读者更多的健康帮助和支持。让我们一起为自己、家人和人民群众的健康而努力。同时,也希望这套丛书能成为新入职护理人员、医护实习人员、基层医护人员和非专科护理人员开展健康科普的参考用书。让我们牢记医者使命,担当医者责任,弘扬健康理念,传播健康知识,提升全民健康素养,为健康中国而努力。

在此,特别感谢中华护理学会理事长吴欣娟教授为丛书作序。向参加丛书编写的所有护理专家团队及工作人员表示衷心的感谢,向河南省护理学会各位领导及健康教育专业委员会各位同仁给予的支持致以诚挚的谢意。衷心地感谢协作单位及制作视频的护理同仁为此工程付出的辛苦努力!

河南省护理学会健康教育专业委员会
2019 年 5 月

序

现代护理学赋予护士的根本任务是"促进健康,预防疾病,恢复健康,减轻痛苦"。通过护理干预手段将健康理念和健康知识普及更广泛的人群,促使人们自觉地采取有利于健康的行为,改善、维持和促进人类健康,是一代又一代护理人探索和努力的方向。

河南省护理学会组织百余名护理专家,深耕细作,历时两年,编写这套"健康中国·跟我学护理·全媒体科普丛书"。本套丛书共有16个分册,3 000多个问题,800多个微视频,全景式地解答了公众最为关心、最需要了解的健康问题和护理问题。丛书图文并茂,通俗易懂,采用"一问一答"的方式为广大读者答疑解惑,悉心可触,匠心可叹。丛书融入了生动的微视频,可以扫码收看讲解,可谓是一部可移动的"超级护理宝典",是全媒体时代创新传播的成功典范。

健康科普读物带给人们的不仅仅是健康的知识,更能让人们在阅读中潜移默化地建立起科学的健康行为方式,这是我们赋予健康科普书籍的最终意义。愿这套护理科普丛书的出版,能够为全国400多万护理同仁开启健康科普和科普创作的新征程,不忘初心,不负使命,聚集力量,加速护理服务精准对接人民群众全生命周期的健康科普、疾病预防、慢病管理、老年养护等服务领域需求,让健康科普成为常态化的护理行动,使其在护理工作中落地生根,让护士真正成为健康科普及健康促进的倡导者和践行者,为中国梦和人类的健康做出新的贡献!

在此,我谨代表中华护理学会向参加丛书编写的护理专家团队及工作人员表示衷心的感谢!向河南省医学会秘书长王伟对丛书编审工作给予的大力支持和专业指导致以诚挚谢意!

中华护理学会理事长 吴欣娟

2019年5月

前　言

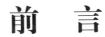

　　目前,我国心血管疾病患病率及死亡率仍处于上升阶段,《中国心血管疾病报告2018》数据显示,心血管疾病现患人数达到2.9亿,死亡率占居民疾病死亡构成的40%以上,居疾病死亡率首位。导致心血管疾病患病率及死亡率逐年上升的主要原因是广大民众健康知识的缺乏和不健康的生活方式。为传播健康的理念和生活方式,普及心血管疾病防治知识,降低心血管疾病的患病率及死亡率,我们编写了"健康中国·跟我学护理·全媒体科普丛书"之心血管分册——守护心脏的每一次跳动。为广大读者提供心血管疾病预防与护理的支持。

　　本书共分两部分。第一部分是心血管基本知识篇,主要普及了心脏与血管功能、心血管疾病的常见症状及护理。第二部分是常见心血管疾病,包括冠心病、高血压、心律失常、心脏瓣膜病、感染性心内膜炎、心肌炎、心肌病、心力衰竭、主动脉瘤和主动脉夹层、先天性心脏病等疾病的预防知识、内科治疗护理、外科手术治疗康复护理等内容。本书采用"一问一答"的形式,全面回答了普通百姓最需要了解的健康问题和护理问题,融入了相关人文护理知识,以护患双方主体和全社会参与的新视角为切入点,探寻构建医患命运共同体的途径。

　　感谢护理同仁及协作单位为此书付出的努力!书中部分内容及插图参考了国内各种版本的科普读物及教材,在此一并表示诚挚谢意。

　　由于编者水平有限,书中的疏漏之处在所难免,敬请医疗护理专家批评指正。

编者

2020年5月

目　录

一、心血管疾病护理常识

（一）了解心脏与血管

1. 人体的心脏是什么模样？（视频：人的心脏是什么模样？位于哪里？）

人的心脏是什么模样？位于哪里？

心脏（heart）是一个中空不含空气的肌性器官，位于人体胸部中央稍偏左的位置。心脏壁自内向外，由心内膜、心肌层、心外膜构成。心脏的外形大致呈倒置的圆锥或者鸭梨形，大小约相当于本人的拳头。心脏的心尖朝向左前下方，心底朝向右后上方。心脏通常为斜位，少数呈横位（矮胖型）或垂位（瘦长型）。

心脏内部有4个腔室，后上部为左心房和右心房，前下部为左心室和右心室。心脏分为左右两个部分，左边的叫左心，包括左心房和左心室；右边的叫右心，包括右心房和右心室。心底部自右向左有上腔静脉、下腔静脉、肺动脉和主动脉与心腔相连（图1-1）。正常情况下，左右侧心腔不直接相通，心房间以房间隔为隔断，心室间以室间隔为隔断。同侧心房与心室之间有瓣膜。心脏的心腔内有4个瓣膜，分别是主动脉瓣、肺动脉瓣、二尖瓣、三尖瓣。健康的心脏会通过心脏瓣膜使血液维持单一方向的流动，避免发生回流（图1-2）。（视频：心脏的内部结构是什么？）

心脏的内部结构是什么？

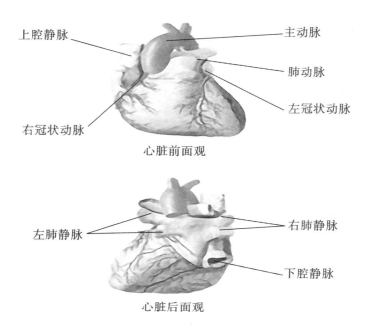

心脏前面观

上腔静脉　　主动脉　　肺动脉　　左冠状动脉　　右冠状动脉

左肺静脉　　右肺静脉　　下腔静脉

心脏后面观

图 1-1　心脏外观

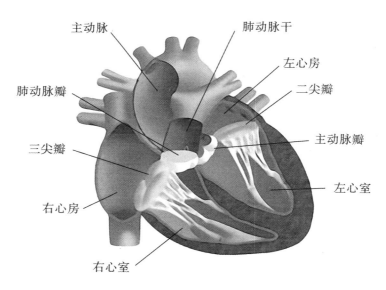

主动脉　　肺动脉干　　左心房　　二尖瓣　　肺动脉瓣　　三尖瓣　　主动脉瓣　　右心房　　左心室　　右心室

图 1-2　心脏内部结构

2. 心脏有几个瓣膜？瓣膜的作用是什么？

心脏有 4 个瓣膜，分别是主动脉瓣、肺动脉瓣、二尖瓣、三尖瓣。瓣膜的作用是维持血液单一方向的流动，避免发生回流，维持机体的血液循环。

心脏是推动血液的"泵"，血管是血液流动的管道，心脏的瓣膜就像单向阀门，控制心房和心室之间通道的开放或关闭，控制着血流方向，使血液只能沿着"设定好"的路径由心房单向流入心室，不能倒流或反流，并通过它们的口径保持恰当的血流量。右心房和右心室之间的瓣膜称为"三尖瓣"，左心房和左心室之间的瓣膜称为"二尖瓣"，右心室经过肺动脉瓣与肺动脉相通，左心室经过主动脉瓣与主动脉相通。

正常的心脏瓣膜光滑且富有弹性，瓣膜开口都有合适的大小，它们的开放与关闭非常灵活和精确。二尖瓣、主动脉瓣、三尖瓣和肺动脉瓣都有 1 个瓣环和 2～3 个瓣叶。二尖瓣、三尖瓣通过乳头肌和腱索（瓣下结构）分别连结到左心室和右心室，共同维持二尖瓣和三尖瓣的正常功能。

3. 什么是心包和心包腔？有何作用？

心包是包裹心脏和出入心脏大血管根部的锥体形纤维浆膜囊，分内外两层，外层为纤维心包，内层为浆膜心包。

纤维心包又称心包纤维层，是一纤维结缔组织囊，贴于浆膜心包壁层的外面，向上与出入心的大血管外膜相移行，向下与隔的中心腱紧密相连。纤维心包伸缩性小，较坚韧。

浆膜心包薄而光滑，可分为脏层和壁层。脏层紧贴在心脏和大血管根部，又称为心外膜。脏层在大血管根部移行为壁层，即壁层在脏层的外围，贴于纤维心包的内面。脏、壁两层之间的腔隙称为心包腔，内含有少量浆液，起润滑作用。

心包的作用：一是可减少心脏跳动时的摩擦；二是防止心脏过度扩张，以保护血容量的相对恒定。同时作为一种屏障，可有效防止邻近部位的感染波及心脏。

4. 什么是肺循环和体循环？（视频：肺循环和体循环）

肺循环和
体循环

心脏负责为全身的脏器供应富含氧气和营养的血液，同时又把全身组织脏器中的血液带回肺脏补充氧气，医学上习惯把血液在体内循环的这两个过程称为体循环和肺循环。体循环和肺循环共同完成机体血液运输。

首先，身体缺氧的血液，先由上腔和下腔静脉回流到心脏右心房，之后再进入右心室，右心室会将缺氧血泵入肺脏进行气体交换（补充氧气排出二氧化碳），这个与肺脏相关的循环称为肺循环。

缺氧的血在肺脏得到氧气并排出二氧化碳后变成颜色较鲜艳的充氧血，会回到左心房，经过左心室由主动脉输送至全身，经静脉再次回到心脏，这个过程称为体循环。

通常心脏每一次跳动，都会完成一次肺循环和体循环，即把静脉血液运输到肺脏充氧，又让充氧的血液离开心脏输送到全身。

5. 什么是动脉和静脉？两者有何不同？（视频：动静脉血的定义及区别）

动静脉血的
定义及区别

医学上把人体的血管按血液从心脏流出和流入分为动脉血和静脉血。一般来讲，使血液流出心脏的血管称为动脉，使血液流入心脏的血管为静脉。动脉血是指体循环的动脉中和肺静脉中流动的血液，静脉血是指体循环的静脉中和肺动脉中流动的血液，含氧少，颜色呈暗红色。动脉血和静脉血有什么区别？

（1）颜色不同：动脉血因为富含氧气而相对较鲜艳，呈鲜红色；静脉血因含氧少呈暗红色。

（2）流动方向不同：动脉血是由心脏泵出，然后分布到全身；静脉血是由全身的末梢循环回流到心脏。

（3）压力不同：动脉血的压力比静脉血要高。

（4）营养物质含量不同：动脉血富含营养物质，静脉血营养物质含量相对较少。

6. 什么是冠状动脉和冠脉循环？

心脏的表面有很多动脉血管，像树干一样分出许多分支，包绕着整个心脏,外观上很像扣在心脏表面上的一顶帽子,故而得名冠状动脉。

人体各组织器官要维持其正常的生命活动,需要心脏不停地搏动以保证血运。心脏作为一个泵血的肌性动力器官,本身也需要足够的营养和能源,而冠状动脉和静脉负责供给心脏营养,也称冠脉循环。冠状动脉是供给心脏血液的动脉,起于主动脉根部,分左右两支,走行于心脏表面。从心外膜进入心壁的动脉,一类呈丛状分散支配心室壁的外、中层心肌;一类垂直进入室壁直达心内膜下(即穿支),直径几乎不减小,并在心内膜下与其他穿支构成弓状网络,然后再分出微动脉和毛细血管。丛支和穿支在心肌纤维间形成丰富的毛细血管网,供给心肌血液。冠状动脉由于在心肌内行走,必然会受到心肌收缩挤压的影响。也就是说,心脏收缩时,血液不易通过,只有当其舒张时,心脏方能获得足够的血流,这就是冠状动脉供血的特点。

冠状动脉由于分支的走向及分布的位置不同分别营养心脏不同部位。

(1)右心房、右心室:由右冠状动脉供血。

(2)左心室:其血液供应50%来自于左前降支,主要供应左室前壁和室间隔,30%来自回旋支,主要供应左室侧壁和后壁,20%来自右冠状动脉(右优势型),供应范围包括左室下壁(膈面)、后壁和室间隔。但左优势型时这些部位由左旋支供血,均衡型时左右冠脉同时供血。

(3)室间隔:前上2/3由前降支供血,后下1/3由后降支供血。

(4)传导系统:窦房结的血液60%由右冠状动脉供给,40%由左旋支供给;房室结的血液90%由右冠状动脉供给,10%由左旋支供给;右束支及左前分支由前降支供血,左后分支由左旋支和右冠状动脉双重供血,所以,临床上左后分支发生传导阻滞较少见。左束支主干由前降支和右冠状动脉多源供血。

冠状动脉的主要功能是给心脏自身输送营养。冠状动脉一旦出现问题,不但会影响心脏的心肌血液供应,也会影响心脏全身供血的功能,所以冠状动脉是机体重要的血管。

7.什么是心脏传导系统?有何重要作用?(视频:心脏的传导系统及其作用)

心脏有节律地跳动,主要依靠心脏的"电路",即心脏传导系统。心脏本

心脏的传导系统及其作用

身含有一种特殊的心肌纤维,具有自动节律性兴奋的能力。心脏传导系统包括窦房结、房室结、房室束和浦肯野纤维等。窦房结是心脏正常的起搏点,位于右心房壁内。窦房结内的起搏细胞发生的兴奋通过过渡细胞传至心房肌,使心房肌收缩,同时房室结将窦房结发出的冲动传至心室引起心室收缩。了解心脏传导系统对心电图的判读和心律失常的诊治有重要意义。

8. 什么是心音?

心音指由心肌收缩、心脏瓣膜关闭和血液撞击心室壁、大动脉壁等引起的振动所产生的声音。心音可用耳朵或听诊器在胸壁听到,分为第一心音、第二心音、第三心音和第四心音。正常情况下第一心音和第二心音均可以听到,特殊情况下可听到第三心音和第四心音。第一心音是由于心室收缩时房室瓣关闭和血流急速冲击瓣膜、血管壁所产生的声音,心室收缩力越强,第一心音越响。第二心音是由于心室舒张时主动脉和肺动脉瓣关闭,血流冲击主动脉和肺动脉壁根部以及心室内壁振动而产生的声音。动脉压越高,第二心音越强。

医生通过听诊,可以从心音的强度、快慢等情况辨别心瓣膜、心肌功能及心内血流的状况。在心脏与大血管病变时,心肌收缩力改变、心瓣膜口狭窄或关闭不全,或心内血流速度变化,均可使心脏舒缩活动中振动幅度或频率发生明显变化,改变正常心音的强度、快慢,这时医生听到的心音称之为异常心音或心脏病理性杂音。这些变化有助于诊断心血管疾病,选择治疗方法,监测病情进展,评估预后等。

9. 什么是心率? 什么是心律?

心率是心脏搏动的频率,即每分钟跳动多少次。是心脏维持人体正常的血液供应的条件之一。健康成人在清醒、安静状态下,心率通常在每分钟 60～100 次,多数在 70～80 次,睡眠时可降到 50～60 次。儿童心率比较快,随着年龄的增长,心率渐渐趋缓。剧烈活动时心率增快可达到 160 次/分或以上,一般健康人的最大心率可用公式即最大心率＝220－年龄来推算,如果心率达到了最大心率的 80%,心脏就要承受更多负担,容易引发心脏疾病。

正常心脏跳动,除了要有稳定的频率即每分钟 60～100 次,还要快慢(节律)一致,不能时快时慢,我们把心跳的节奏称为心律。健康人的心律应该是十分均匀的。如果心律不均匀,就表明心跳节奏不正常,这种情况称为心律不齐或心律失常。

心律失常可以用心电图来检查,有时候心律失常不易察觉,需要做24小时动态心电图检查。

10. 什么是心动周期?

心动周期指从一次心跳的起始到下一次心跳的起始,这个过程就叫作心动周期。简单来讲,心脏每次舒张时把静脉血泵回,收缩时把血液泵入动脉的过程就构成一个心动周期。如以成年人平均心率每分钟75次计,平均每次心动周期只有0.8秒。当心率增快至每分钟180次时,平均每次心动周期只有0.33秒,由于舒张期过分缩短,心室充盈不足,将导致心输出量下降而出现心力衰竭。

(二)心血管疾病常见症状

症状(symptom)是指患者主观感受到不适或痛苦的异常感觉或某些客观病态改变。症状是诊断、鉴别诊断的线索和依据,是反映病情的重要指标之一。症状各种各样,同一种疾病可有不同的症状,不同疾病又可有某些相同的症状,因此,在诊断疾病时必须结合临床资料,进行综合分析。临床症状很多,这里仅介绍心血管疾病常见症状。

1. 常见的心血管疾病有哪些?

心脏是人体最重要的器官,它的各个组成部分均可能出现各种问题而引起疾病。把心脏看作是一座房子来帮助大家理解,主要有以下几种情况。

(1)心肌问题:相当于房子的墙壁出现问题。心房和心室之间的两堵墙出现问题,最常见的就是房(室)间隔缺损,多为先天性,主要原因是母亲怀孕时因为一些因素造成胚胎发育出现问题,可以理解为施工时材料不合格,造成墙壁密封不严留有缺口;还有一部分是心肌疾病,就是心脏周围的心肌墙出现了问题,或墙壁长期受到风吹雨淋等各种因素的侵袭造成材料的损坏而引起的心肌病;还有一部分是房子的墙壁突然遭受前所未有的侵袭,使外墙功能严重受损,这种现象就是心肌炎。

(2)传导系统问题:心脏的传导系统可以看作是房子的电路,电路放电一次,心脏就跳动一次,没有放电,就没有心跳。若是电路出了问题,心跳节律就会发生异常,称为心律失常。心律失常有多种,例如,电路发神经似的不停放电,引起心房壁不停地颤抖,叫房颤;提早放电了,叫早搏(期前收缩);电流中断了,叫传导阻滞。

(3)血管问题:心脏的血管出现病变可以理解为房子的水路出了问题。高血压是各种因素造成动脉的压力过高,就好像对水管加压造成管壁承受了过高压力;冠心病是冠状动脉管壁发生了粥样硬化造成的,就相当于下水管道长期不清理,管壁被污垢黏附,长此以往造成下水不畅(狭窄)甚至堵塞(心肌梗死)等。

(4)瓣膜问题:心脏各个腔室的出口均有瓣膜,瓣膜最主要的作用是防止血液倒流。房门受潮,出门时打不开门,只能推开个狭窄的小缝,叫瓣膜狭窄;若门出现关不严的情况,相当于房子关门后仍有漏风或漏水,这种现象叫瓣膜关闭不全。不太严重的我们修补一下继续使用,医学上叫瓣膜修补术或成形术,重新更换就是我们说的瓣膜置换术。一般情况下,能修补就不置换。

2.什么是胸痛? 与哪些疾病有关?

胸痛是心血管内科常见急症,也是急诊内科最常见的症状之一。因胸部不适急诊就诊的患者中急性冠脉综合征(ACS)约占20%,临床上的胸痛不仅指胸壁的疼痛,还包括任何原因导致的解剖学胸部范围内的任何不适,同时也包括可能由胸部疾病而导致的其他部位的疼痛,例如放射至左肩及左上肢的疼痛、放射至下颌及牙齿的疼痛等。

胸痛的病因复杂,病情的严重程度相差很大。对于高危患者(指年龄大于45岁,有抽烟、饮酒、高血压、高血脂、糖尿病、长期劳累、熬夜、肥胖等情况),症状发作后启动治疗越早,疗效越好,获益越多。在各种胸痛中需要格外关注并迅速判断的是致命性胸痛,包括急性冠脉综合征、主动脉夹层、肺栓塞和张力性气胸等。

3.什么是胸闷?

胸闷是一种自觉症状,如胸部胀闷,呼吸不畅,甚至是呼吸困难。胸闷轻则可以是神经性疾病,重则可以是心脏病,比如说冠心病、心肌病。另外还有呼吸系统的疾病,比如说肺气肿、肺心病。而有的肺部肿瘤也可以表现为胸闷。所以如果发生胸闷,就必须到医院及时就诊,进行检查和治疗。

4.什么是心悸? 心悸时该怎么办?

心悸是一种自觉心脏跳动不适感或心慌感。心率加快时会感到心脏搏动不适,心率缓慢时则感到搏动有力,心律不齐时则感到心跳紊乱。心悸时,心率可快、可慢,也可有心律失常,心率和心律正常者亦可有心悸。常见病因有心律失常和心脏神经症等。

需注意心悸发作的诱因(是否与活动有关、是否与精神因素有关、是否与药物食物有关、是否与情绪波动有关)、时间(夜间还是白天发作)、频率(偶尔还是频繁发作)、病程(长期还是最近发作,每次发作持续的时间有多长)、伴随症状(是否伴有出汗、呼吸困难、脸色发白、晕厥)以及特点(是否突发突止,或者持续不止,亦或缓慢停止)。结合既往病史,如肺病、心血管疾病病史,有无嗜好浓茶、咖啡、饮酒情况,有无剧烈情绪波动等诊断鉴别。

5.什么是晕厥? 心源性晕厥常见病因有哪些?

晕厥是突发的大脑低灌注引起的短暂性、自限性的意识丧失,是临床常见症状。导致晕厥的原因很多,机制复杂。按照晕厥发生的疾病生理机制分为 3 类:神经介导性晕厥、心源性晕厥、直立性低血压晕厥。其中神经介导性晕厥最常见,其次是心源性晕厥,40 岁以下人群直立性低血压晕厥很少见。

心源性晕厥的常见病因包括严重心律失常,如病窦综合征、房室传导阻滞、室性心动过速等;器质性心脏病,如严重主动脉瓣狭窄、梗阻性肥厚型心肌病、急性心肌梗死、急性主动脉夹层、心脏压塞、左房黏液瘤等。

6.什么是心源性呼吸困难? 有何特点?

心源性呼吸困难是指由于各种心血管疾病,患者呼吸时感到空气不足,呼吸费力,并伴有呼吸频率、深度和节律异常,最常见的病因是左心衰竭,亦可见于右心衰竭、心包积液、心脏压塞时。心源性呼吸困难,常表现为:①劳力性呼吸困难,在体力活动时发生或加重,休息后缓解或消失;②夜间阵发性呼吸困难;③端坐呼吸。

7. 什么是心源性水肿? 有何特点?

水肿是指人体组织间隙或体内积聚过多的液体而导致组织肿胀。常见的原因有心源性、肾源性、肝脏疾病或内分泌疾病。心源性水肿是指心脏功能不全引起的水肿,是右心功能不全的晚期表现。其特点是由于心源性水肿常常受体位影响,轻症患者多出现劳动后下肢足背及踝关节或膝关节以下水肿,休息后水肿可消失或减轻;较重者站立和行走后水肿加重,卧位时骶尾部水肿明显,随着病情的加重,水肿范围随之扩大。严重心功能不全时会出现胸水或腹水。

(三)心血管疾病相关检查

1. 什么是心电图检查?

心电图(图1-3)一般用来记录人体心脏的电活动,帮助诊断心律失常;帮助诊断心肌缺血、心肌梗死,判断心肌梗死的部位;帮助诊断心脏扩大、肥厚;判断药物或电解质情况对心脏的影响;判断人工心脏起搏状况。打个比方,就是看房子的电路怎么样,有没有影响到房屋的照明,如果出现电路故障,例如胸闷、胸痛、心悸等症状时,就需要进一步检查,来明确问题出在哪里。

心电图检查包括常规心电图、心电图运动负荷试验、动态心电图等。

(1)常规心电图:了解是否存在各种心律失常、心肌缺血/梗死、房室肥大或电解质紊乱等。

(2)心电图运动负荷试验:是目前诊断冠心病最常用的一种辅助手段。通过运动增加心脏负荷而诱发心肌缺血,从而出现缺血性心电图改变的试验方法,常用活动平板运动试验。其优点是运动中即可观察心电图和血压的变化,运动量可按预计目标逐步增加。

（3）动态心电图：又称 Holter 监测，可连续记录 24～72 小时心电信号，这样可以提高对非持续性心律失常，尤其是对一过性心律失常及短暂心肌缺血发作的检出率，对于诊断各种心律失常、鉴别晕厥原因、了解起搏器工作情况和采取措施预防猝死有重要意义。

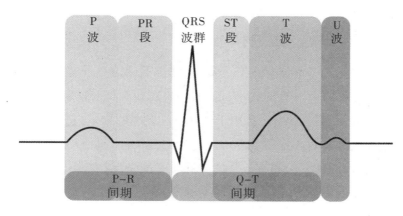

图 1-3　正常心电图

2. 什么是心脏超声检查?

超声心动图就是我们常说的心脏彩超，它可以比作用机器去测量房子的墙壁厚度是否合格、房间大小是否合格、门框和门是不是配套等，看的主要是结构。但不仅限于此，它对于诊断起重要作用。它能直观显示瓣膜病变，通过测量，医生可了解瓣膜病变的程度，结合临床症状及其他检查以决定保守治疗还是手术治疗；心肌的增厚、心腔的扩大能够依赖超声来判断；对冠心病，超声能直观显示心肌的运动状况及心功能，向临床医生提示心肌缺血的部位，可以说超声心动图在诊断心血管疾病方面起到很重要的作用。

3. 什么是冠状动脉增强 CT?

冠状动脉增强 CT 也叫冠状动脉 CTA，即冠状动脉 CT 血管成像技术，是通过静脉注射适当的显影剂，利用多排螺旋 CT 对冠状动脉进行扫描，从而了解冠状动脉病变的情况，是一种简单、有效、无创的冠状动脉疾病诊断和预测方法。在临床上，冠状动脉增强 CT 的阴性预测价值高，常用于排除冠心病。

冠状动脉 CTA 主要是看心脏上的冠状动脉是否存在病变，心肌供血是否正常，这是一个静态的图像，能够初步判断冠状动脉血管的情况。如果病情复杂，病变较重，或者需要更加明确的诊断，那么医生会根据实际情况进行进一步的检查。

4. 为什么要做 X 射线胸片检查?

胸片看的是房屋整体有没有变形、和邻居的间隙有没有改变等。正位胸片能显示出心脏大血管的大小、形态、位置和轮廓，能观察心脏与毗邻器官的关系和肺内血管的变化，可用于心脏及其径线的测量；左前斜位片显示主动脉的全貌和左右心室及右心房增大的情况；右前斜位片有助于观察左心房增大、肺动脉段突出和右心室漏斗部增大的情况；左侧位片能观察心、胸的前后径和胸廓畸形等情况，对主动脉瘤与纵隔肿物的鉴别及定位尤为重要。

5. 哪些患者需要做血管造影?

血管造影主要指冠状动脉造影（简称冠脉造影），是对高度怀疑冠心病的人群进行的一项确诊检查。该项检查属于微创介入方法，需要确诊冠心病的人群均需要进行此项检查，具体适应证如下：

(1)有冠心病心绞痛、心肌梗死病史患者。

(2)有胸闷、胸痛症状，高度怀疑有冠心病患者。

(3)冠状动脉支架术后或外科搭桥术后再发心绞痛的患者。

(4)50 岁以上需做重大手术的患者。

(5)出现无法解释的心电图异常需排除冠心病的患者。

(6)经冠状动脉增强 CT 检查有血管严重狭窄的患者。

(7)心电图运动负荷试验检查结果阳性者。

6. 为什么要做心脏 MRI?

心脏 MRI 除可以观察心脏结构、功能、心肌心包病变外，也可用于识别急性心肌梗死后冠状动脉再灌注后的微血管阻塞；可定量测定心肌瘢痕大小，识别存活心肌。

7.为什么要做心脏核医学检查?

正常或有功能的心肌细胞可选择性摄取某些显像药物,摄取量与该部位冠状动脉灌注血流量成正比,也与局部心肌细胞的功能或活性密切相关。利用正常或有功能心肌显影而坏死和缺血心肌不显影(缺损)或影像变淡(稀疏)的特点,可以定量分析心肌灌注、心肌存活和心脏功能。

8.心血管疾病有哪些治疗方法?

(1)药物治疗:虽然目前治疗心血管疾病的方法越来越多,但是药物治疗仍然是基础,是最为重要和首选的方法之一。个体化治疗也是药物治疗成功的关键。

(2)介入治疗:包括经皮冠状动脉介入术、射频消融术、埋藏式心脏起搏器植入术、先天性心脏病经皮封堵术、心脏瓣膜的介入治疗等。

(3)外科治疗:包括冠状动脉搭桥术、心脏各瓣膜修补及置换术、先天性心脏病矫治手术、心包剥离术、心脏移植等。

(4)其他治疗:分子心脏病学等也将为临床实践带来更多更新的诊疗方案。

(郭舒婕 孙倩文 李克亚 刘 俊 孙 花 兰云霞)

二、常见心血管疾病

（一）冠心病

1. 什么是冠心病？（视频：冠心病）

冠心病

人体内的心脏就像汽车的"发动机"，负责身体各器官输送血液，同时它自身也需要血液供应来维持正常工作，冠状动脉就是负责给心脏供血的血管。冠状动脉发生粥样硬化使血管管腔狭窄或阻塞，或因冠状动脉功能性改变（如痉挛等）导致心肌缺血、缺氧或坏死而引起的心脏病，统称冠状动脉粥样硬化性心脏病，简称冠心病，也称缺血性心脏病。

2. 冠心病有哪些类型？

冠心病的分型方法有多种，根据血管病变狭窄程度、稳定或活跃、发生的急缓等，常将冠心病分为心绞痛型、心肌梗死型、隐匿型或无症状型、心力衰竭和心律失常型、猝死型。近年来临床上趋向于根据发病特点和治疗原则，将冠心病分为慢性冠状动脉疾病或慢性缺血综合征和急性冠脉综合征两大类。

3. 什么是心绞痛型冠心病？

心绞痛型冠心病是因心肌短暂缺血缺氧引起的，临床表现为心前区、胸骨后有压榨样、烧灼样或闷胀感，常持续 3～5 分钟，部分患者向左臂/肩部、下颌、咽喉部、背部放射，也可能影响到右臂，疼痛多在心脏负担加重（如体力活动增加、过度的精神刺激和受寒等）时出现，在休息或舌下含服硝酸甘油几分钟内迅速缓解。疼痛发作时，可伴有虚脱、出汗、气促、心悸、恶心或头晕症状。心绞痛型冠心病是冠心病最常见的一种类型。

4. 心肌梗死型冠心病的症状有哪些?

心肌梗死型冠心病的典型症状是心前区和胸骨后呈压榨样、窒息感或烧灼样的剧烈疼痛且难以忍受,往往伴有大汗、烦躁不安、恐惧及濒死感,持续时间可长达数小时,服用硝酸甘油药物无效或不能缓解,是所有分型中最严重的一种。也有部分患者疼痛可向上腹部、下颌、颈部、背部放射而出现误诊的情况。

5. 如何及早发现隐匿型冠心病?

隐匿型冠心病的患者常无明显临床症状,但客观检查有心肌缺血表现,也称无症状型冠心病,是最容易被漏诊的一类冠心病。它可能突然出现心绞痛或心肌梗死,也可能逐渐演变为心肌纤维化出现心脏增大,发生心力衰竭或心律失常,个别患者甚至可能出现猝死。临床上很大一部分患者是发生心肌梗死后才来就诊,也有患者是体检时发现的。一般情况下,中年人健康体检时,若出现心电图有明显的心肌缺血表现,而本人无心脏病史,也从无心悸、胸痛等症状的情况,要警惕是隐匿型冠心病。如何及早发现此类冠心病,避免恶性心脏事件发生? 一方面需要了解冠心病的相关知识,另一方面要控制引起冠心病的高危因素,做好预防。

6. 什么是心律失常和心力衰竭型冠心病?

有些冠心病患者,无胸痛发作,仅表现为房颤、室性期前收缩、房室传导阻滞等各种心律失常,或以气促、夜间阵发性呼吸困难等心衰表现为首发症状,临床称为心律失常和心力衰竭型冠心病,是冠心病较少见、治疗周期较长的一种类型。

7. 什么是猝死型冠心病?

生活中,有的冠心病患者会突然出现不可预测的死亡,这是因为在急性症状出现后 1 小时内,若得不到及时有效的处理,发生心搏骤停的可能性非常高,这类冠心病患者极大可能是猝死型冠心病,它是冠心病所有分型中最凶险的一种。

8. 什么是慢性冠状动脉疾病？

慢性冠状动脉疾病（CAD）也称慢性心肌缺血综合征（CIS），是近年来根据冠心病发病特点和治疗原则进行分类的一种冠心病，它包括稳定型心绞痛、冠脉正常的心绞痛（如 X 综合征）、无症状性心肌缺血和缺血性心力衰竭（缺血性心肌病）。

9. 什么是急性冠脉综合征？

临床上，冠心病患者因重度心绞痛就诊时，医生往往给出了急性冠脉综合征的诊断，那么，什么是急性冠脉综合征呢？急性冠脉综合征（acute coronary syndrome，ACS）是由冠状动脉粥样硬化斑块破裂、血栓形成或血管痉挛而致急性心肌缺血的临床综合征，与增加心脏原因死亡、心肌梗死及不稳定型心绞痛危险性相关，是具有潜在危险的冠心病的严重形式，也是近年来根据冠心病发病特点和治疗原则进行分类中的另一种，属于急危重症。ACS 包含不同临床特征、临床危险性及预后的临床症候群，是一个连续的疾病谱，包涵了不稳定型心绞痛、非 ST 段抬高型急性心肌梗死、ST 段抬高型急性心肌梗死和猝死（图 2-1）。

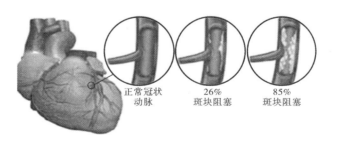

正常冠状动脉　　26% 斑块阻塞　　85% 斑块阻塞

图 2-1　冠脉粥样硬化斑块进程

10. 急性冠脉综合征有哪些症状？（视频：急性冠脉综合征症状）

急性冠脉综合征症状

急性冠脉综合征的标志性症状是胸痛，呈压迫性、紧缩性、烧灼感、刀割样或沉重感。一般位于胸骨后，可放射至颈部、下颌、上腹部、肩部、背部或左前臂内侧,呈间断性或持续性,伴有出汗、恶心、呼吸困难、窒息感甚至晕厥;少部分人表现为胸闷、气急等不适;持续大于15分钟,含服硝酸甘油不能完全缓解时常提示急性心肌梗死;最为严重的直接表现为心搏骤停,也就是常说的"猝死"。

11. 为什么会得冠心病? (视频:为何会得冠心病?)

为何会得
冠心病?

动脉粥样硬化是导致冠状动脉狭窄的最主要原因。因为血管内脂质、胆固醇和其他物质在血管内壁逐渐沉积,形成脂质斑块,使血管壁内层逐渐增厚,管腔变窄,管壁变硬,血流通过受限,这个过程叫作动脉粥样硬化(图2-2)。举个例子:就像自来水的管道,如果不停地有脏东西附着在管壁上,慢慢地就会越来越多地堆积,最终导致水流变细,甚至停水。心肌细胞如果缺血、缺氧时间过久,就会导致心绞痛,甚至心肌梗死的发生。

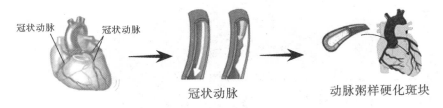

图2-2　冠心病形成

12. 冠心病的危险因素有哪些? (视频:冠心病的危险因素)

冠心病的
危险因素

大量临床病例和研究得出了冠心病的主要危险因素,其中吸烟、血脂异常、高血压、糖尿病、肥胖等是冠心病的主要危险因素,大量饮酒、压力过大等危险因素也会影响冠心病的发病率,并使发病年龄提前。危险因素越多,患冠心病的概率越大;危险因素严重程度越高,患病风险越大。控制危险因素,改变生活方式是预防冠心病最有效的方法。

13. 冠心病发作的常见诱因有哪些? (视频:冠心病的诱因)

冠心病的
诱因

一般情况下,除隐匿型或猝死型冠心病外,其他类型的冠心病发作前有一定的诱因刺激,如剧烈活动、冷热刺激、饱餐、情绪波动大、体力劳动、用力排便、熬夜、大量饮酒、吸烟等,预防冠心病的关键就是避免诱发因素的刺激。

冠心病报警
信号

14. 冠心病发作的报警信号有哪些?（视频:冠心病报警信号）

如何在心绞痛发作时及时控制症状不向更坏的方向进展,首先我们要会正确识别报警信号,还要对疼痛性质进行判断,及时干预,一般就能迅速缓解。常见的报警信号有:

（1）胸部不适:心前区出现闷胀、压迫或紧缩感,也可有烧灼感,持续数分钟或者反复出现。

（2）单臂或双臂、肩背部、无名指、小指、颈部、下颌、胃部疼痛或不适。

（3）突然出冷汗、恶心、头晕,伴排便感。

（4）乏力,呼吸困难。

急性冠脉
综合征
急救处理

15. 急性冠脉综合征患者如何自救?（视频:急性冠脉综合征急救处理）

当自己或身边的人发生急性冠脉综合征时,首先要停止一切进行中的活动原地休息,尽量少说话,并做深呼吸。如果发生在家中,要原地坐在椅子上或平躺在床上。如果在户外活动中突发,要就近找个安全的地方坐下,保持镇静,舌下含服硝酸甘油或速效救心丸,该方法能够有效改善心绞痛症状。如果身边没有带药也不要着急,放松、休息,疼痛也会减轻。若超过15 分钟仍未缓解,应呼叫亲属或附近人员拨打 120 急救电话,等待医护人员救援。虽然发作时含服硝酸甘油可暂时缓解症状,但是症状常常在劳动或情绪激动时反复发作,因此,一旦发现要及早治疗,避免病情继续加重。要注意,含服硝酸甘油最好取坐位或者靠墙下蹲位,硝酸甘油每次只能含 1 片(0.5 毫克),如果疼痛不能缓解,可每隔 3 ~ 5 分钟重复含 1 片,连续使用不能超过 3 片。

16. 心绞痛可以预防吗?（视频:识别心绞痛）

心绞痛发作是在诱发因素的作用下,给心脏供血的血管因多种原因造成供血不足或中断,导致心肌供血绝对或相对不足,引起缺血、缺氧,表现为胸闷、胸痛等症状。因此,预防心绞痛发生,既要避免饱餐、过度劳累、情绪

识别心绞痛
（1）

识别心绞痛
（2）

激动等诱发因素,还要坚持长期规律用药和高危人群定期检查以及危险因素的控制等。

17. 心绞痛不缓解,拨打了 120 急救电话以后应该如何自救和急救?

心绞痛发作超过 15 分钟不缓解时,应该立即拨打 120 急救电话,在医护人员到达之前,采取正确的急救方法为抢救赢得时间,要努力做到以下几点。

（1）立即停止一切活动:坐下或平卧休息,不要奔走呼救或步行去医院。

（2）保持镇静,不要惊慌:情绪紧张会造成心肌耗氧量增加,加重心绞痛。

（3）保持呼吸顺畅:如果在室内,打开、窗（利于通风和施救）,有条件可给予氧气吸入。

（4）选择急救药物:一般常用的缓解心绞痛症状的药物有硝酸甘油、速效救心丸等。

18. 没有发生过心前区疼痛,是不是就不会得冠心病?

即使没有感觉到心前区疼痛,也不能完全排除冠心病。在冠心病的 5 个临床分型中,每个分型的症状各不相同,其中一类是隐匿型或无症状性冠心病,即无明显的症状,常见于高龄老人或糖尿病患者。高龄老人无症状是由于对疼痛不敏感和冠状动脉侧支循环较好;糖尿病患者无症状则是因神经受损。也有吸烟的中年男性在体检时,发现心电图有明显的心肌缺血,但本人从无心前区疼痛、心悸等症状。为何有些患者既非高龄,又无糖尿病,得了冠心病却没有症状呢? 经过调查研究认为这与长期、大量吸烟有关。香烟中的尼古丁使神经对疼痛的敏感性降低,掩盖了冠心病的症状,所以,在隐匿型冠心病中,虽然患者无明显的症状,但这并不意味着就不存在危险性。患者在心电图检查中,无论静息、动态或负荷试验,均显示心肌缺血样改变。而且,该类型还存在着进展性,有很大的潜在危险,所以要特别提醒有缺血证据但无临床症状的人群,尽早到正规医院诊断和及时治疗。

19. 左肩背部疼痛就医，为什么医生建议我排查冠心病？

冠心病心绞痛的表现有多种形式，心前区不适是心绞痛最典型、最常见症状，但不是唯一症状。还有部分患者表现为单臂或双臂、肩背部、无名指、小指、颈部、下颌、胃部疼痛或不适等。假如您以肩背部疼痛就医，相关检查有心肌缺血证据，专业医生会综合评估您的病情，若怀疑是冠心病，就会建议您做进一步检查证实，目的是排除冠心病，减少生命威胁，以免延误治疗。

20. 什么是心碎综合征？

心碎综合征又称 Takotsubo 综合征、应激性心肌病、心尖球囊综合征。传统观念里，"心碎"是对悲伤者的一种最古老的隐喻，在叙述极度悲伤的感觉时，人们常形容"心都碎了"。如今，"心碎"成为一种病症的学名，科学家最新研究发现：由悲痛或震惊所引发的胸痛、憋气和呼吸短促等一些类似于心脏病的症状称为"心碎综合征"，经进一步检查，这类患者心脏通常没有明显的器质性病变，只是那种痛起来的感觉就像传说中的"心碎"了一样，并且心电图符合心肌缺血的特点，多见于 30 ~ 50 岁中年女性。发生心碎综合征常常是因为在遭遇惊吓或剧烈的感情打击后，情绪波动过大，交感神经过度兴奋，肾上腺素水平迅速增高（肾上腺素水平要比正常时高 30 倍，甚至比心肌梗死时还要高 4 ~ 5 倍），肾上腺素及其他化学物质会影响心肌的正常活动，或令毛细血管收缩，造成心尖部球形改变，心脏的跳动能力突然减弱，产生类似冠心病的症状。心碎综合征的症状虽然严重，但是危险性低，一般数周或数月后，随着患者悲痛情绪完全平复后，其心脏功能通常可恢复到正常状态，一般不会留下后遗症或诱发高危心脏病。但如果"心碎"症状持续不能缓解，应尽早到医院就诊，避免血管持续痉挛可能造成的心搏骤停或猝死。另外，研究人员发现，人们在一生中通常只会"心碎"一次，只有 10% 的患者二次出现心碎综合征。女性平均发病率是男性的 7.5 倍，其中 55 岁以下女性的发病率是同龄男性的 9.5 倍。所以，生活中特别是女性朋友保持情绪稳定很重要。

21. 什么是冠状动脉痉挛？

冠状动脉痉挛是一种特殊类型的冠状动脉疾病，表现为静息性心绞痛，无体力劳动或情绪激动等诱因，患者常因恶性心律失常伴发晕厥，少数患者冠状动脉持续严重痉挛，可导致急性心肌梗死甚至猝死。但常规心电图和冠状动脉造影难以发现，患者常较年轻。吸烟、酒精和毒品是冠状动脉痉挛的重要诱发因素。其临床表现和治疗方案与冠状动脉粥样硬化性心脏病有明显的差别。

22. X 综合征是心脏病吗?

X 综合征是一种心脏特有的疾病，又称为微血管性心绞痛，具有心绞痛或类似于心绞痛的症状，运动平板试验心电图有缺血改变而冠状动脉造影无异常表现。目前该病的病因尚不清楚，可能与血管内皮功能异常和微血管功能障碍有关。但由于临床症状的存在，常使患者反复就医，导致各种检查措施的过度应用、药品的消耗以及生活质量的下降，日常工作受影响。

23. 什么是心肌桥?

一般情况下，冠状动脉常走行于心脏的表面，但也有一部分人的冠状动脉通常走行于心外膜下的结缔组织中。如果一段冠状动脉走行于心肌内，这束心肌纤维被称为心肌桥，走行于心肌桥下的冠状动脉被称为壁冠状动脉。冠状动脉造影显示该节段血管管腔收缩期受挤压，舒张期恢复正常，被称为"挤奶现象"（milking effect）。由于壁冠状动脉在每一个心动周期的收缩期被挤压，如挤压严重可产生远端心肌缺血，临床上可表现为类似心绞痛的症状、心律失常甚至心肌梗死或猝死。

24. 急性心肌梗死的警示信号有哪些?（视频:急性心肌梗死的警示信号）

急性心肌梗死的警示信号

没有突然发生的心肌梗死，只有没被识别的心肌梗死警示信号！一般情况下，心肌梗死都是有迹可循的，在心肌梗死发生前 1 周左右，有预警信号发生，只是大多数患者没有专业知识，不能及时发现。大家都知道心肌梗死的治疗是分秒必争的，若能正确地识别警示信号，及时就医，就能很大程度地减少心肌梗死后恶性心血管事件的发生，所以了解这些警示信号是关键！怎么判断身体出现的症状有可能是心肌梗死的"警示信号"呢？主要有如下判断依据。

（1）疼痛性质：在心肌梗死发作前 1～2 天内，心绞痛发作会比以前次数增多，服用硝酸甘油效果不明显。患者自觉胸骨下或心前区剧烈而持久的疼痛，伴压迫感、濒死感或心前区闷胀不适，疼痛有时向手臂或颈部放射，同时伴有面色苍白、心慌、气促和出冷汗等症状。由于急性心肌梗死的表现形式多样，有些患者以头痛、牙痛或者腹痛就诊，却无相应脏器的病理改变，也不可忽视心肌梗死的存在。

（2）发作诱因：冠心病患者在一定的诱因作用下就会出现心绞痛，如过度劳累、剧烈运动、精神紧张、情绪激动、饱食、受寒、吸烟等，因为在以上情况下，全身需氧（血）量增加，而冠状动脉狭窄时不能满足全身供氧（血）量增大的需求，于是出现了相对的缺血，就可能发生心绞痛。心绞痛不能及时缓解（心肌缺血未改善），就进一步发展成心肌梗死。

（3）发作时间：一般情况下，由于心脏缺血所导致的疼痛或不适的感觉也就是我们常说的心绞痛，多数是阵发性的，且不超过 15 分钟，大多数人可能 3～5 分钟就缓解了，超过 15 分钟且含服硝酸甘油不能缓解，就要警惕心肌梗死的发生。

25. 发现心搏骤停如何急救？（视频：心肺复苏）

心肺复苏

如果发现周围有人发生了心搏骤停，应第一时间开始实施心肺复苏术。心肺复苏针对心脏病突发、溺水、触电等各种原因导致的心搏骤停患者，主要包括胸外按压和人工呼吸，以供给心脑重要脏器血流和氧气。正确实施心肺复苏术应按照如下步骤实施。①评估现场环境安全：确保急救措施在安全的环境下进行。②识别：判断意识和呼吸、检查颈动脉搏动。③胸外按压、开放气道、人工通气：胸外按压与人工呼吸的次数之比为 30∶2，每 30 次胸外按压，有条件的可给予 2 次人工呼吸，直到复苏成功或专业救护团队到达。

26. 确诊冠心病需要做哪些检查？（视频：确诊冠心病检查）

确诊冠心病检查

随着医疗技术的不断进步，目前可以诊断冠心病的方法有多种。如果怀疑自己得了冠心病，不要凭经验吃药，应该去正规、专业的医院就诊，医生会根据临床症状，给您开血脂和血糖等生化检查、心电图、心脏超声、运动负荷试验等辅助检查,根据辅助检查结果再决定是否需要进一步行冠状动脉增强 CT 或冠脉造影等检查。需要强调的是,只有冠状动脉造影才能直接观察到冠状动脉病变部位、狭窄程度和远端血流通畅情况,并测定左心室功能,因此,冠状动脉造影术被认为是诊断冠心病最主要和最可靠的方法,是国际上公认诊断冠心病的"金标准"。然而是否需要做冠状动脉造影检查,应该由医生根据您的情况做出判断。

27. 心电图报告提示心肌缺血,是得了冠心病吗?

心电图报告提示心肌缺血的情况常有,但不一定得了冠心病。心电图是通过心电描记器从体表引出多种形式的电位变化的图形,是心脏兴奋的发生、传导及恢复过程的体现,价格低廉、操作简单、普及率高,是冠心病诊断最早、最常用、最经济、最基本的诊断方法。但由于心电图的局限性,不能完全单凭普通心电图来确诊冠心病,还需要做进一步的检查进行确诊。

28. 什么是心电图运动负荷试验?

心电图运动负荷试验俗称"跑平板"。许多冠心病患者通常在静息状态下冠状动脉血流量可维持正常,无心肌缺血表现,心电图可以完全正常,通过运动,增加心脏负荷,诱发心肌缺血,进而证实心绞痛的存在。但是急性心肌梗死(2 天内)、高危的不稳定型心绞痛、未控制的伴有临床症状或血流动力学障碍的心律失常、有症状的严重主动脉狭窄、临床未控制的心力衰竭、急性心肌炎或心包炎、急性主动脉夹层、急性肺栓塞等高风险冠心病患者不能做此项检查。

29. 做了普通心电图,为什么还要做 24 小时动态心电图?

普通心电图是记录心脏即时性的电活动情况,而 24 小时动态心电图是一种可以长时间连续记录并分析心脏在活动和安静状态下心电图变化的方法。在 24 小时内可连续记录多达 10 万次左右的心电信号,可提高对非持续性异位心律,尤其是对一过性心律失常及短暂的心肌缺血发作的检出率。因此,即使做了普通心电图,也不能代替 24 小时动态心电图检查。

30. 已经做过心电图检查了,为什么还要做超声心动图检查?

心电图和超声心动图虽然字面意思接近,但两项检查的目的完全不同。无论是普通心电图还是动态心电图,都是记录心脏的电活动情况;而超声心动图就是常说的心脏彩超,它是能显示心腔内结构、心脏跳动和血液流动的检查方式。如果把心脏看成一座房子,心电图是检查电路是否正常,心脏彩超是查看房间大小是否合适、结构是否合理、各个门是否关闭正常等。所以如果出现胸闷、心悸、气短等不适症状,不仅要通过心电图评估心脏电路传导是否正常,还要通过彩超查看心脏是否扩大、心肌是否增厚、心脏瓣膜关闭开放等情况。

血管内超声

31. 做过心脏彩超,为什么医生又建议做血管内超声检查?(视频:血管内超声)

虽然都是超声检查,但两者的检查目的有明显区别。心脏彩超主要是看心脏结构有无异常,血管内超声检查可以明确冠状动脉内的管壁形态及狭窄程度,将无创性的超声技术和有创性的导管技术相结合,通过心导管将微型化的超声换能器置入心血管腔内,显示心血管断面形态和血流图形,指导下一步治疗。

32. 为什么要做心肌酶学检查?

心肌酶学检查是急性心肌梗死诊断和鉴别诊断的重要手段之一。临床上根据患者的症状、心电图等检查结果还不能确定是否发生了心肌梗死,如果有肯定性酶学改变,便可明确诊断急性心肌梗死。心脏是人体最活跃的脏器之一,为完成各种生理活动,心脏内存在大量的细胞酶,急性心肌梗死发生后,心肌缺血坏死或细胞膜通透性增加,使得心肌内的细胞酶释放入血。心肌受损情况不同,血清酶升高的幅度也不同,因此可以用血清酶的变化来判断急性心肌梗死的发生。同时由于各种酶的生理特性不同,造成了各种酶入血的时间、入血的速度以及在血清内的持续时间不同,为临床上病程和愈后的判断提供了依据。

33.行冠状动脉增强 CT 检查前需要做哪些准备?

目前冠状动脉增强 CT 在诊断冠心病方面是比较常规的检查了,对于想弄明白是否有冠心病又不愿意接受有创检查者,做冠状动脉增强 CT 是个不错的选择。检查前需要注意以下问题:

(1)空腹:检查前需空腹 4 小时以上,可以少量饮水如服药等。

(2)药物:长期服用药物者如二甲双胍等,检查前要咨询医生是否停药。

(3)呼吸配合:检查中的呼吸训练也是一个不能忽视的环节。吸气幅度以中度为宜,每一次呼吸的幅度要保持一致,以防止在增强扫描时,因呼吸过深或过浅,丢失应有的检查区域,同时要求在屏气时胸腹部保持静止状态,切勿运动,以避免图像产生运动伪影,在进行呼吸训练的同时,观察其心率变化情况,尽量避免因吸气、屏气不良造成心率的变化过大。

(4)心率:64 排 CT 检查时,要求心率低于 70 次/分,超过应服用 β 受体阻滞剂减慢心率。一般情况下,256 排 CT 心率范围可适当放宽。

(5)禁忌:因为显影剂含碘,碘过敏和甲亢患者不能做冠状动脉增强 CT 检查;此外还有心、肝、肾功能不全者不能做该项检查;妊娠期不能做该项检查。

34. 什么是冠状动脉造影?

冠状动脉造影就是我们常说的冠脉造影,是在局部麻醉下将特殊的导管经动脉(上肢腕部桡动脉/肘部肱动脉/大腿根部股动脉)穿刺后,通过血管鞘沿动脉送至主动脉根部的冠状动脉开口,选择性地将造影剂注入冠状动脉,记录显影的过程。冠状动脉造影可以明确冠状动脉有无狭窄以及狭窄的部位、程度、范围等,可指导进一步治疗。

35. 做了冠状动脉增强 CT 还需要做冠状动脉造影吗?

冠状动脉增强 CT 和冠状动脉造影是诊断冠心病最常用的两项检查,但是两项检查的针对性稍有区别。一般情况下,医生会建议怀疑有冠心病的就诊者接受冠状动脉增强 CT 检查,如果检查结果为阴性,也就是说,没有发生明显的冠状动脉病变,基本可以排除冠心病的可能;而如果发现冠状动脉存在中重度狭窄或堵塞,则要做冠状动脉造影,以确认病变的确切部位和程度,指导下一步的治疗。所以,当已经确诊冠心病时,应直接接受冠状动脉造影检查。两者的区别简单来说就是:确诊冠心病做冠状动脉造影检查,排除冠心病做冠状动脉增强 CT 检查。

36. 哪些患者需要做冠状动脉造影?

冠状动脉造影(简称冠脉造影)是对那些既有辅助检查心肌缺血的证据,又有心肌缺血临床症状的人群进行的一项确诊检查,该项检查是微创介入方法,具体适应证如下:

(1)有冠心病心绞痛、心肌梗死病史的患者。

(2)冠脉左主干病变或植入 3 枚以上支架的冠心病患者。

(3)冠状动脉支架术后或外科搭桥术后再发心绞痛的患者。

(4)50 岁以上需经全麻或体外循环做重大手术的患者。

(5)无法解释的心电图异常需排除冠心病的患者。

(6)经冠状动脉增强 CT 检查有血管严重狭窄的患者。

(7)运动心电图检查结果阳性者。

37. 冠状动脉造影可以在门诊检查吗?

冠状动脉造影是一项微创操作,一般情况下不建议在门诊做该项检查,虽然是微创,但因该项检查前需要进行肝肾功能、凝血、彩超等准备,医生也需要详细了解患者病情和用药情况以及患者基础生命体征情况等,而且检查后还有动脉穿刺部位加压制动、肢体活动、生命体征观察及饮水等护理,为了安全起见,建议住院 2～3 天。

38. 做冠状动脉造影检查前需要空腹吗?

冠状动脉造影是在局部麻醉下进行的,整个检查过程中被检查者是完全清醒并可以随时与介入医生进行交流的,而且检查时间很短,一般 10～20 分钟左右就能完成,所以不需要空腹。但是由于检查后需要对穿刺的动脉血管加压包扎,局部制动,检查前不宜过饱,可进食清淡易消化食物。

39. 冠心病有哪些治疗方法?

随着医疗技术的进步,冠心病的治疗越来越精准,治疗方法越来越成熟,医生会根据病情轻重及血管堵塞情况给予个体化的治疗方案,大体上的治疗方法总结为以下 3 种。各种治疗方案不是截然分开的,具体适应证如下。

（1）药物治疗:是治疗的基础,无论哪种治疗方法均离不开它。如果经检查确诊得了冠心病,但病变程度不严重,不需要介入或手术治疗;另一种情况是病变比较严重,既不能放支架又不能搭桥,或者有放支架或搭桥术禁忌证的患者,需要长期口服药物治疗并配合生活方式的调整。冠脉支架或搭桥术后,也需要部分药物支持治疗。

（2）介入治疗（放支架）:是指病变程度到了仅仅靠吃药不能解决问题的地步,需要而且适合内科介入支架治疗,将闭塞或狭窄的血管开通。

（3）手术治疗（搭桥）:若是病变程度和范围发展到了不适合放支架的程度（如弥漫性病变）,或者 3 个以内的支架不能解决所有病变,经内外科医生会诊评估,一般会建议外科搭桥手术。

40. 什么是经皮冠状动脉介入治疗？（视频:冠状动脉介入治疗）

冠状动脉
介入治疗

经皮冠状动脉介入治疗简称 PCI,是指经皮肤穿刺桡动脉、股动脉或肱动脉,在 X 射线下通过导管等器械,对冠状动脉狭窄或闭塞部位进行再通治疗,使血管管腔内血流畅通,从而改善心肌血流灌注的一组治疗技术。包括经皮冠状动脉腔内成形术、冠状动脉内支架植入术、冠状动脉旋磨术、冠脉内血栓抽吸术、切割球囊成型术等。

41. 什么是经皮冠状动脉腔内成形术？

经皮冠状动脉腔内成形术（PTCA）,是经皮穿刺周围动脉（常用桡动脉或股动脉）将带球囊的导管送入冠状动脉到达狭窄节段,扩张球囊使狭窄管腔扩大,以保障血流通过的一项技术。该技术比较常用,主要用于心绞痛或有自发的或诱发的心肌缺血证据而药物治疗不能控制的患者,以及用于急性心肌梗死的介入治疗。可用于各种简单病变、复杂病变、多支病变、完全闭塞性病变、旁路血管病变、急性心肌梗死和溶栓后残余病变等,其成功率达到90%以上。通常情况下,选择适应证时,医生会根据患者年龄、冠脉病变特点、心功能以及合并症等情况进行全面评估，并结合医院的技术条件，充分考虑到成功的可能性与危险性，权衡利弊得失，以患者的安全为主，最后做出科学的选择。

42. 什么是冠脉内支架植入术？

冠脉内支架植入术（图2-3）指将支架植入病变的冠状动脉内，支撑其管壁，以保持管腔内血流通畅，也可用于防止和减少经皮冠状动脉腔内成形术后急性冠状动脉闭塞和后期再狭窄，以保证血流通畅，是目前治疗冠心病的主要手段。冠脉狭窄或堵塞就好像是泥石流冲入隧道内挡住了道路，而支架植入就相当于我们把泥石流清理至道路两侧，然后用铁丝网固定防止它们再堵塞道路，保持道路通畅的过程。

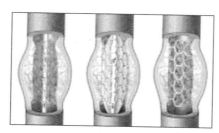

支架进入　　支架扩张　　支架留在
　　　　　　　　　　　　冠脉内

图2-3　冠脉内支架植入术

43. 什么是冠状动脉旋磨术？

冠状动脉旋磨术用于一些严重狭窄伴重度钙化或纤维化的病变，球囊可能无法通过病变或病变难以扩张开，用旋磨导管所携带的磨头高速旋转将斑块磨成微米颗粒随血流冲走，恢复冠脉内血流通畅并保持了正常血管壁组织的完整性。

44. 什么是冠脉内血栓抽吸术？

冠脉内血栓抽吸术应用于临床已有十几年了，主要是应用带负压的抽吸导管将冠状动脉内的血栓抽出，对适应证的选择比较严格，常用于血栓性病变或大隐静脉桥血管病变，对钙化病变达不到效果。

45. 什么是切割球囊成型术?

切割球囊成型术是在球囊上纵向安装 3~4 片微型刀片,当球囊开始扩张时,刀片将血管狭窄处的增生组织切割,而后球囊充分扩张病变处,主要用于支架内再狭窄病变或是纤维组织增生为主的病变。

46. 经皮冠状动脉介入术前需要做哪些准备?

经皮冠状动脉介入术与外科冠状动脉搭桥相比,是一项微创操作,术前准备也简单得多,常规准备如下:

(1)医疗文书:手术前主管医生会联系患者和家属,告知手术相关事宜,并签署授权委托书和知情同意书。

(2)经济准备:预行支架植入的患者应根据手术方案备好手术费用。

(3)经股动脉穿刺者:术前 1~3 天练习床上大小便,术前一天做好穿刺处周围皮肤的准备。

(4)术日:更换患者衣,不穿内衣,去除假牙及饰品。

(5)饮食:术日正常饮食,但应进食清淡易消化食物,尽量避免牛奶、豆制品及产气饮料,以免出现消化道不适。

47. 经桡动脉入路行冠状动脉介入治疗术后如何护理?(视频:介入手部操)

介入手部操

经桡动脉行冠状动脉介入治疗术后,除穿刺局部制动外,不影响其他活动。但由于该项检查是在动脉内进行导管输送,需要用一种动脉鞘管撑开血管,利于其他导管通行。为避免术后穿刺部位出血,检查结束后常规对动脉穿刺点加压止血,方式有自动加压止血器(气囊和螺旋式)和传统的弹力绷带加压。患者返回病房后首先要检查自动加压止血器或弹力绷带加压包扎情况,无异常后要将术侧肢体抬高,手部做抓握锻炼,频率不要太快,但抓握一定要到位,此方法能促进静脉血回流,有效避免手部肿胀。应用自动加压止血器者需要每小时气囊放气或者松解螺旋按钮,直至加压制动解除。弹力绷带加压者在压迫 4~6 小时后轻轻松开,无压力重新包扎。一般情况下 8 小时后去除自动加压止血器或弹力绷带自由活动,其间偶尔会出现肿胀,也属于正常现象。加压制动时肢体活动请在专业医护人员的指导下进行。

介入术后
下肢运动

48. 经股动脉入路行冠状动脉介入治疗术后如何护理?（视频：介入术后下肢运动）

经股动脉穿刺行冠状动脉介入治疗术后,常规给予穿刺部位加压制动6~8小时。先将患者平移到病床,然后检查弹力绷带或股动脉止血器加压固定情况。应用弹力绷带加压时,常规用1千克盐袋或沙袋加压4~6小时;使用股动脉止血器加压固定时,加压6~8小时后逐渐减小压力,直至解除制动。加压制动期间为避免出现血栓并发症,手术结束返回病房后就要指导患者做肢体运动,每次活动前后,检查穿刺处弹力绷带或股动脉止血器固定情况,确认无异常后再指导患者做踝泵运动(踝关节做勾绷和旋转运动),此方法能促进下肢静脉血回流,预防下肢肿胀、血栓的发生。运动过程应严密观察穿刺部位,预防出血。下肢活动时一定要有医护人员在场,并严格遵从医护人员的专业指导,预防其他并发症的发生。

49. 心脏装了支架,是不是就不能运动了?

这是经常困扰已接受心脏支架治疗患者的一个问题,一般情况下支架术后是可以正常运动的。但要采取什么运动,以及运动时间、强度、频率是要根据病情及手术情况,由专业医生评估后决定。急性心肌梗死同时存在心功能受损的患者,不建议进行大运动量体力活动。对于有过心绞痛或心肌梗死,但心功能正常的患者,一般支架术后只要坚持服药,定期复查,平时可以跟正常人一样生活。

50. 支架在体内可能会移动吗?

支架植入后是不会移动的。在介入手术过程中,支架到达病变处时,手术者通过一定压力使支架内球囊扩张,将支架紧贴血管壁,过一段时间,支架就会和血管内皮完全融合在一起,所以支架一旦植入成功,任何剧烈活动都不可能使其移动,更不可能掉下来。

51. 装了支架就要终生服药,不如直接选择药物治疗?

冠心病一经确诊,无论采取何种治疗方案,都必须终生口服药物。不同的是支架植入后，为避免支架内再狭窄，需联合应用2种抗血小板药物1年左右。如果需要放支架，因自己不能接受而拒绝，为了缓解症状，可能需要服用的药物种类更多，剂量更大，而且还有可能面临心肌梗死的风险！因此，是否需要终生服药是根据血管病变程度决定的，植入支架是为了让冠心病患者血管再通，降低风险，改善症状，提高生活质量。

52. 支架的寿命是几年？

严格来说支架不存在寿命的问题。支架被撑开后，支架网状金属结构会牢牢地嵌入血管，随着时间推移血管内皮细胞完全覆盖支架，最后支架和血管内皮完全融合在一起。所以支架没有寿命这一说，只要坚持服药，注意改善生活方式，大部分患者的支架能终生使用。

53. 做过心脏支架的患者，还会再发生心肌梗死吗？

动脉粥样硬化是一种全身性的病理表现，一旦出现，不会只发生在某一小段血管，除了大动脉之外，其他细小的血管同样难以幸免，而且越是小血管，越容易堵塞，所以再发心肌梗死的情况不能完全避免。植入支架是解决血管局部严重狭窄问题，对于支架范围之外的血管没有作用，若合并有其他达不到放支架标准的血管病变，仍是有可能发生心肌梗死的。植入支架后如果做到规律用药、合理膳食、适量运动、心理平衡，会大大降低心肌梗死的发生率。

54. 放了支架就可以高枕无忧了吗？

支架是介入治疗，放了支架不等于冠心病就治疗好了，支架放进去，只是撑起了狭窄的血管，并不等于说这个血管或者这个部位不会再次发生狭窄或者阻塞，而且球囊扩张以及支架植入，使得血管壁斑块被挤压在支架外壁与血管之间，从而使原本狭窄的管腔变得通畅，而斑块并没有消除。供应心脏的血管就像一个大树，有主干有分枝，很多情况下冠心病患者血管狭窄不止一处，支架只是解除了狭窄最重的血管。为了防止支架再堵和新的血管病变加重，需要健康的生活方式和正规的药物治疗，以消除引起冠心病的危险因素，因此放了心脏支架也不能高枕无忧。

冠脉搭桥

55. 什么是"搭桥手术"？（视频：冠脉搭桥）

搭桥手术是冠状动脉搭桥术的俗称，是目前国际上治疗冠心病的一项外科技术。手术通常在跳动的心脏上进行，即所谓的非体外循环治手术；也可在心脏停搏下进行，需使用体外循环支持。它是利用患者自身的一段血管，在堵塞的冠状动脉与主动脉或其分支之间建立一条通道，使血液绕过狭窄的位置而到达远端，从而达到改善心肌血液供应的目的，这条旁路就是通常所说的"桥治"。

56. 冠脉搭桥手术用的血管从哪里取得？

冠脉搭桥手术所用的桥血管是患者自身的大隐静脉、乳内动脉、桡动脉等血管。一般情况下，80 岁以上老人可单独使用大隐静脉搭桥，55 岁以下可考虑全用动脉搭桥，其他年龄可用一根乳内动脉加上大隐静脉。

（1）大隐静脉：大隐静脉是最早用于冠脉搭桥术的血管，也是目前冠脉搭桥术中最为常用的血管材料。它是取一段自体大隐静脉，将静脉的近心端和远心端分别与狭窄段远端的冠状动脉分支和升主动脉做端侧吻合。但术前需要了解患者过去有无下肢手术史、外伤史、下肢溃疡、下肢静脉曲张或皮肤病。

优点：①自体材料，取材容易，方便省时；②有足够的长度可满足多根血管桥的要求；③大隐静脉口径大，管壁光滑，易显露和吻合。

不足：主要是远期通畅率较低，10 年通畅率为 50% 。

（2）乳内动脉：乳内动脉即胸廓内动脉，它作为搭桥材料可以保持很高的远期通畅率。通常作为左前降支搭桥的第一选择，也可用于右冠状动脉或中间支。但在术前需注意患者锁骨下动脉是否有病变。

优点：①口径与冠状动脉相似，吻合容易；②乳内动脉粥样硬化发生率低，无内膜增生的现象，10 年通畅率为 90% ~ 96% ；③手术操作中仅需一个吻合口，无须下肢切口。

（3）桡动脉：桡动脉有着足够的长度及取材方便的优点，随着桡动脉离取技术的逐步完善及相关抗痉挛药物的使用，现已成为仅次于乳内动脉的常用血管材料。

57. 从腿部取血管搭桥会不会影响下肢功能?

大隐静脉,是人体最长的浅静脉,自脚踝处延伸至大腿根部。由于其弯曲度小,具有足够的长度,血管口径与冠状动脉比较匹配,是冠脉搭桥手术中最为常用的桥血管材料之一。人体的下肢有深静脉和浅静脉两套静脉回流系统。取出浅静脉即大隐静脉,其中的一套回流系统没有了,势必会造成静脉回流障碍,这也是术后会出现下肢肿胀的原因。但由于深浅两套静脉回流系统之间有较为丰富的交通侧支,经过术后足够长时间的恢复,侧支循环会更加丰富,深部静脉都能够起到完全代偿作用,对下肢静脉血的回流不会有太大影响,也不会影响下肢的运动功能。但的确有个别患者深部静脉系统功能无法完全代偿,下肢长期肿胀,这种情况下,患者就需要长期坚持睡觉时抬高患肢,下地时穿医用弹力袜。

58. 冠脉搭桥术后锻炼需要注意什么?

运动强度不可过大,运动量过大或短时间内剧烈运动,会刺激机体的应激反应,导致心率加快,血压升高,甚至诱发心绞痛或其他急性心血管事件,不利于控制心血管病的病情。在运动和锻炼的过程中若出现胸痛,应立即停止;若出现气短、哮喘等,也应立刻停止。少数情况下,若有人感到心脏突然失控、跳动过快或者感到轻度头晕、乏力、脉搏不规则,应及时拨打120急救电话或向陪同人员求救。

59. 冠脉搭桥术后多久可以参加工作?

冠脉搭桥术后是否恢复工作要取决于患者体力的恢复状况,但尽可能避免参与重大事项的决定,至少在术后1个月之内避免。在住院手术过程中,已消耗了大量的精力,手术后会感到筋疲力尽,这是正常的,每个人都会这样,但精神状态和体能会逐步恢复。在出院4~6周以后,根据个人情况、体能以及所从事的工作时间、紧张程度、劳动强度不同,综合考虑。

60. 冠脉搭桥术后需要复查吗? 多久一次? 复查哪些项目?

需要复查。一般情况下,在出院后1个月、3个月、6个月、12个月应复诊,复查项目有血常规、肝功能、肾功能、胸片、超声心动图、心电图等。每半年至 1 年可做心电图运动负荷试验,并修订运动、营养与心理,调整药物处方,若出现任何异常情况,及时到医院就诊。

61. 治疗冠心病的常用药物有哪些?

单纯患有冠心病者,一般服用以下抗血小板聚集、他汀类等药物,如果合并有其他疾病,则不仅仅限于这几种药,而是和其他药物一起应用,注意药物之间是否有配伍禁忌。

(1)抗血小板聚集药物:联合服用氯吡格雷(或替格瑞洛)和阿司匹林,氯吡格雷(或替格瑞洛)建议在植入药物支架后坚持服用 1 年。特殊情况按医生要求执行。阿司匹林有防止血小板聚集的作用,可降低术后再狭窄发生的概率,一般要终生服药。

(2)他汀类药物:他汀类药物种类繁多,常见的有瑞舒伐他汀、阿托伐他汀、辛伐他汀、氟伐他汀、普伐他汀等。这类药物不仅降血脂,还能对抗血管内皮炎症,稳定血管内斑块。对改善冠心病合并糖尿病、高血压等严重破坏血管壁的疾病、延缓动脉硬化进程有重要作用,因此一定要坚持服药,并且在服药过程中要听从医生的指导,以化验单为依据调整药物剂量,千万不要随意停药。

(3)β 受体阻滞剂:常见的有比索洛尔、美托洛尔等,主要作用是控制心率、降低心肌耗氧、抑制心律失常、降血压,是治疗心绞痛和心肌梗死的基本药物。主要的不良反应是心动过缓。如果心率在 50 次/分以下或血压较之前降低较多时,应咨询医生是否需要减量停药。

(4)血管紧张素转换酶抑制剂:常见的有培哚普利、依那普利、雷米普利等。在降压的同时可重塑心肌,同时具有保护肾功能的作用。主要的不良反应是咳嗽,严重时应咨询医生是否调整药物剂量。

(5)硝酸酯类药物:主要通过扩张冠状动脉来改善心绞痛症状,还可以保护血管内皮功能,对保持术后重建的冠脉通畅十分有益。

62. 如何正确使用硝酸甘油?(视频:硝酸甘油使用注意事项)

硝酸甘油使用注意事项

硝酸甘油是冠心病患者的常备药,它通过扩张冠状动脉、外周静脉和动脉,来增加冠状动脉血液和氧的供应,降低心肌氧的消耗,改善心肌缺血和缺氧状态,从而缓解心绞痛症状。但是,如果不能正确使用,不但达不到应有的效果,甚至会造成更严重的心血管恶性事件。

应用硝酸甘油片要注意以下问题。

(1)用法:最好舌下含化。当心绞痛急性发作时,应立即舌下含服硝酸甘油。这是因为舌下有丰富的毛细血管网,药物能够迅速吸收入血,1~2分钟即发挥效果,若选择吞服,通过胃肠道入血,吸收比含服起效慢。如果先嚼碎后再舌下含化,见效会比整片舌下含化更快,因为嚼碎的药物更易于通过舌下黏膜迅速吸收,进入冠状动脉的时间相对短。含服硝酸甘油时会有辣涩的感觉,偶见头胀、面红等表现。因此这也是检验药物是否有效的标志之一。

(2)用量:最多连续含服3片。急性心绞痛发作时,立即舌下含化硝酸甘油1片(0.5毫克),若不见效或效果不明显,可隔5分钟后再含服1次,最多可连续含服3片。如含服硝酸甘油3片后,疼痛不缓解且伴大汗、面色苍白、四肢发冷等症状时,极可能是急性心肌梗死发作,应立即拨打120急救电话等待救援。硝酸甘油在1天之内可多次应用。但是如果1天内心绞痛发作超过3次,应考虑服用长效或中长效硝酸酯类药物,以维持长期疗效,防止心绞痛发作。

(3)体位:服用硝酸甘油要求坐位或靠墙下蹲位。因为硝酸甘油可以迅速扩张冠状动脉、外周静脉和动脉,而且起效很快,直立时服用硝酸甘油可能会出现头晕、低血压,甚至晕厥;如果平躺着含化,会因突然扩张外周静脉造成回心血量增加从而加重心脏负担,加重心绞痛症状,从而影响药物疗效。

(4)储存:硝酸甘油遇空气、光线、高温易分解失效,应在棕色药瓶中避光保存。且不能把药装在贴身的衣服口袋内,避免分解失效。硝酸甘油在开启后3~6个月后可能分解失效。所以,新开启时要注明开启日期,使用频次低时可保留6个月,频繁开启或使用数量超过一半以上,最好3个月更换。

(5)时效:硝酸甘油舌下含服只能作为急救应用,不宜长期服用。当人体对硝酸酯类药物产生耐受性时,硝酸甘油扩张血管和解除痉挛的作用在急救中不能有效地发挥,冠状动脉持续性痉挛不能缓解,会引发严重后果。

63. 哪些患者要禁用或慎用硝酸甘油?

硝酸甘油在冠心病患者中使用广泛,虽然它能有效缓解心绞痛,但也不是所有人都能使用。若想让使用该药的患者更安全,必须了解它的禁忌证,合并有以下疾病或症状的患者一定要在医生指导下应用。

(1)青光眼患者:尤其是原发性闭角型青光眼未经手术治疗者,应用硝酸甘油后会使眼压进一步升高,眼痛加剧,甚至出现更严重反应。

(2)低血压患者:应谨慎使用硝酸甘油,因为硝酸甘油会使血压降得更低。尤其在体位突然变动时更易发生。

(3)脑出血、颅内压增高患者:硝酸甘油可扩张脑血管,会使原有病情加重,因此脑出血、颅内压增高患者应慎用硝酸甘油。

(4)肥厚型梗阻性心肌病患者:硝酸甘油会使该病患者左心室流出道梗阻进一步加重,甚至引起晕厥、猝死,应尽量避免应用。

(5)正在应用西地那非的患者:由于西地那非能增加硝酸酯类药的降压作用,因此两种药物不能一起服用,以免引起严重低血压甚至猝死。

64. 支架术后多久来院复查?(视频:冠脉支架术后康复指导)

冠脉支架术后康复指导

冠脉介入术后患者一般会联合应用两种抗血小板药物,还有调脂及控制症状相关药物。出院后复查是在院治疗的继续,复查目的:第一是了解支架术后症状改善情况,是否有心绞痛发生来判断支架是否通畅及其他血管病变进展情况;第二是了解用药情况,是否按时按量正确服用,是否有药物副作用等;第三是了解患者是否坚持健康的生活方式;第四是通过化验检查了解各项指标,以及药物对其他器官是否有损害等。一般情况下,建议出院后 1~6 个月内每月复查一次,6 个月后可延长至每 3 个月复查一次,如果有症状随时到医院就诊。

65. 冠心病患者日常饮食有哪些要求?

冠心病属于不良生活方式引起的疾病,饮食控制尤为重要,若想吃得健康,要注意如下问题。

(1)控制总热量:冠心病患者要注意维持正常的体重,减少糖的摄入量,宜多吃些粗粮,以增加纤维素、维生素等含量。尤其是高脂血症和肥胖者更应注意。

（2）限制脂肪：脂肪的摄入应限制在总摄入热量的30%以下，以植物脂肪为主。适当吃些瘦肉、家禽、鱼类。

（3）适量的蛋白质：蛋白质是维持心脏功能必需的营养物质，能够增强抵抗力，但摄入过多的蛋白质对冠心病并不利，因为蛋白质摄入过多就不易消化，且不能够加快新陈代谢，从而增加心脏的负担。

（4）饮食宜清淡、低盐：对合并高血压者尤其要控制食盐的摄入，每天控制在5克以下，可随季节、活动量适当增减，如夏季出汗较多，盐分丢失增多，可适当增加摄入量。

（5）多吃对心脏有保护作用的食物：如洋葱、大蒜、木耳、海带、香菇、紫菜等。研究人员发现大蒜和洋葱含有精油，这是防治动脉粥样硬化的有效成分。茶叶具有抗凝血和促进纤维蛋白溶解的作用，茶叶中的茶多酚，可改善微血管壁的渗透性，能有效增强心肌和血管壁的弹性和抵抗力，减轻动脉粥样硬化的程度，且茶叶中的咖啡因和茶碱，可直接兴奋心脏，扩张冠状动脉，增强心肌功能，因此冠心病患者适量饮茶有益，但同时应注意不要过量饮浓茶，以免引起心率过快，加重心脏负担。

（6）供给充足的维生素和微量元素：膳食中应注意多吃含镁、铬、锌、钙、硒元素的食品，多吃蔬菜和水果有益于心脏。

（7）忌烟酒和高脂肪、高胆固醇食物：冠心病患者应当戒烟限酒，并应忌食或少食全脂乳、奶油、蛋黄、肥猪肉、肥羊肉、肥牛肉、内脏、黄油、猪油、牛油、羊油、椰子油等。

66. 冠心病患者可以参加康复运动吗？

当然可以，我们治疗疾病的目的就是要提高生活质量，回归或超越原来的生活状态，而且运动是冠心病患者最重要的康复手段之一。冠心病康复是指通过积极主动的身体、心理、行为和社会活动的训练，帮助患者缓解症状，改善心血管功能，提高生活质量。同时积极干预冠心病危险因素，减少再次发作的危险。但应该注意在冠心病的不稳定期、合并心衰或急性心肌梗死早期，不能大量运动。可以参加康复运动的冠心病患者主要有以下几种：稳定型冠心病（包括陈旧性心肌梗死、稳定型心绞痛）、隐匿型冠心病、冠状动脉搭桥术后、经皮冠状动脉球囊扩张术后的患者。

67. 冠心病患者如何运动更健康？

冠心病患者要以有氧运动为主，包括快走、慢跑、游泳、登山、骑自行车等。有节律的舞蹈、中国传统的拳操等也是合适的运动方式。有氧运动能很好地提高心肺功能，可以选择几种不同的运动形式交替进行，因为不同的运动形式锻炼的部位、强度不同，同时运动磨损的程度也不同。但是要注意不可过度。

适量的运动应为早晨起床时感觉舒适，无疲劳感。每周的运动总量应相当于步行 10～20 千米。判断运动强度是否合适最简单的方式是观察心率，首先是要设定一个最大心率：最大心率是 220 减去年龄，然后以运动时达到最大心率的百分比来将运动强度进行分级。一般来说，50%～60% 的最大心率称为中小强度的运动；60%～70% 的最大心率称为中度强度的运动；70%～80% 的最大心率称为大强度的运动。每次达到训练强度的时间一般为 10～30 分钟，每周锻炼 3～5 次就可以了。一般情况下，气候寒冷的季节，寒冷刺激、气温反差等会导致血管收缩，从而使血压升高，心脏负担加重，诱发冠心病，增加心绞痛和心肌梗死的发病率。在寒冷的冬季进行户外运动的冠心病患者要多加小心。

68. 冠心病患者运动需要注意什么？

通过运动可以达到部分减肥、降压、降糖等作用，冠心病患者坚持运动很重要。适当的运动可促进患者疾病的转归，但运动并不是越多越好，冠心病患者运动要注意以下问题。

（1）要选择适当的运动方式，既能达到训练效果，又容易坚持。

（2）在感觉良好时运动。感冒或发热后要在症状和体征消失 3 天以上才能恢复运动。

（3）注意周围环境因素对运动反应的影响。包括寒冷和炎热气候要相对降低运动量和运动强度；穿戴宽松、舒适、透气的衣服和鞋袜；上坡时要减慢速度；饭后不做剧烈运动。

（4）患者要根据个人能力，定期检查和修订运动处方，避免过度训练。

药物治疗改变时,要调整运动方案。参加训练前应进行身体检查。

（5）警惕症状。运动时如发现下列症状应停止运动,及时就医。如上身不适（包括胸、臂、颈或下颌,表现为酸痛、烧灼感、紧缩感或胀痛）、无力、气短、骨关节不适（关节痛或背痛）。

（6）训练必须持之以恒、循序渐进。从小强度、短时间、低频度开始,逐渐达到目标强度、目标持续时间、目标频度,这样坚持一段时间,等到心肺、肌肉、关节等器官适应了这一强度,同时能力得到了提高,此时可以适当增加强度、持续时间以及频度,从而达到另一个高度,取得更好的效果。

69. 冠心病患者生活中应该注意哪些问题?（视频:冠心病患者长期自我管理事项）

冠心病患者长期自我管理事项

已知的冠心病发病原因中,除了性别、年龄、遗传这 3 个不可控因素外,还有一部分原因是不健康的生活方式,只要我们能坚持健康的生活方式和正确的自我管理,就能有效减少心血管事件的发生。正确的自我管理应做到如下内容。

（1）合理饮食:冠心病患者的日常饮食原则是低盐、低脂、低糖的清淡饮食,有助于控制体重、血压、血脂和血糖。多吃新鲜蔬菜、粗粮等,血糖正常者多吃水果,尿酸不高者多吃豆制品,多吃不饱和脂肪酸（鱼类、植物油等）;还要控制肥肉、动物内脏等高脂肪类食物,避免引起肥胖、高血脂等危险因素;控制食盐的摄入,即每天盐摄入量控制在 5 克以下。

（2）戒烟禁酒:吸烟是心血管疾病最主要的危险因素,无论患者烟龄多长、吸烟量有多大,一定要戒烟。因为香烟中含有尼古丁等多种有害物质,长期吸烟可诱发冠状动脉痉挛收缩,引起心绞痛,还可致动脉血管收缩,血管内皮功能受损,加快动脉血管的老化和硬化,同时还可增加冠心病的发病率和死亡率。酒精可转化为三酰甘油,使血脂升高,促进动脉硬化,引发心脑血管疾病。

（3）适量运动:坚持运动可以减轻体重、改善心肺功能,还可降低血糖、血压等。但应注意运动时间、方式、强度等。在时间选择上,应选择下午或晚饭后,可避免心血管疾病发作的高峰时段,运动时长一般为 30 分钟左右,每周至少运动 5 次;选择运动方式时,应以快走、游泳等有氧运动为主;在运动强度选择上,应量力而行,自我感觉不劳累再加上科学计划,最大心率计算可参照公式:(220-年龄)×(60%~80%),运动量循序渐进,持之以恒。

(4)心理平衡:心理平衡是最重要也是最难控制的因素之一,情绪失控造成了太多的意外,每天保持好的情绪,身体的免疫系统也会非常强大。遇事能够拿得起放得下,心态平和,这是健康最基本的要素。要树立健康的人生观,时刻保持愉悦的心情,避免情绪激动。

(5)长期服药、定期复查:控制好血脂、血压、血糖,做到长期服药、定期复查。

(兰云霞　王荃声　张玉英　张　娟　韩亚萍
刘　俊　朱乾荣　王燕平　赵莹莹)

(二)高血压

1. 什么是高血压?(视频:什么是高血压?)

什么是
高血压?

若要知道什么是高血压,首先得了解一下什么是血压。血压是指血液在血管内流动时对血管壁造成的侧压力,我们平时所说的血压一般指动脉压。高血压是指在未使用降压药物情况下,成人诊室收缩压(就是我们平常说的高压)≥140 mmHg 和(或)舒张压(就是我们平常说的低压)≥90 mmHg。临床上所说的高血压并不仅仅是达到高血压值,血压明显高于自己年轻时的血压,有明显症状的,也要找专业医生咨询。

2. 高血压是怎么分级的?

经常有患者说自己没感到头晕、头疼不适,却被诊断为三级高血压,那么高血压是怎么分级的呢?血压值不同对血管和各个脏器的损害也不同,所以临床上又把高血压分为不同的等级。当收缩压与舒张压分属不同等级时,以较高的级别作为标准,以上标准适用于任何年龄的成年男性和女性(表2-1)。

表2-1 正常血压和高血压分级

分类	收缩压(mmHg)	舒张压(mmHg)
正常血压	<120 和	<80
正常高值	120~139 和(或)	80~89
高血压	≥140 和(或)	≥90
1级高血压(轻度)	140~159 和(或)	90~99
2级高血压(中度)	160~179 和(或)	100~109
3级高血压(重度)	≥180 和(或)	≥110
单纯收缩期高血压	≥140 和	<90

3. 高血压常见症状是什么?

高血压的症状因人而异,早期可能无症状或症状不明显,常见的症状有头晕、头痛、疲劳、心悸等,仅仅会在劳累、精神紧张、情绪波动后发生血压升高,并在休息后恢复正常。随着病程延长,血压明显得持续升高,逐渐会出现各种症状,此时被称为缓进型高血压病。缓进型高血压病常见的临床症状有头痛、头晕、注意力不集中、记忆力减退、肢体麻木、夜尿增多、心悸、胸闷、乏力等。高血压的症状与血压水平有一定关联,多数症状在紧张或劳累后可加重,清晨活动后血压可迅速升高,出现清晨高血压,因此心脑血管事件多发生在清晨。

4. 高血压有哪些分类?

临床上高血压分为两类:即原发性高血压和继发性高血压。继发性高血压是指由某些确定的疾病或病因引起的高血压,约占所有高血压的5%,血压升高具有其自身特点,如主动脉缩窄所致的高血压可仅限于上肢;嗜铬细胞瘤引起的血压增高呈阵发性。另一类无法找到直接导致高血压的原因,就是我们通常所说的高血压病,临床上95%患者为该类。

5. 高血压患者降压目标是什么?

高血压的治疗讲究个性化治疗,不能千篇一律,但治疗的目的是一样的,就是要把血压控制在最有利于预防并发症的范围内,也就是要制定一个降压目标,而不同类型的高血压患者有不同的降压目标。临床上一般高血压患者血压降至 140/90 mmHg 以下。糖尿病、慢性肾脏病、心力衰竭、病情稳定的冠心病合并高血压患者,血压控制目标小于 130/80 mmHg,老年患者(≥65 岁高血压患者)降至 150/90 mmHg 以下,可耐受者降至 140/90 mmHg 以下。降压因人而异,不能一概而论,综合基础血压,在医生指导下服药,只有血压保持在正常水平,才能确保身体健康。血压并非降得越低越好,如果血压过低,需要采取相应治疗。

6. 引起高血压的因素有哪些?（视频:高血压因素）

高血压因素

引起高血压的因素概括来说分为两大类:即不可控因素和可控因素。不可控因素包括遗传、年龄、性别。可控因素包括性格、肥胖、高脂饮食、工作过度紧张、缺乏体力劳动或体育锻炼、吸烟、饮酒、食盐过量等。所以在生活中我们可以通过改变这些可控因素来控制血压。

7. 高血压患者为什么要监测血压?

血压受很多因素的影响,比如情绪激动、睡眠是否良好、近期有没有炎症感染,或者是不舒服症状,这些都会引起血压的波动,高血压患者的血压更是如此。高血压患者经常测量血压来掌握血压的变化情况,及时给予调整用药,把血压控制在理想的水平,防止血压过高引起心脑血管意外或血压过低导致晕厥、跌倒等意外事件,所以,高血压患者经常测量血压尤为重要。

8. 监测血压的方式有哪些?

诊断高血压最重要的是血压值,每个人的血压值都在一定范围内波动,血压值受不同环境、不同检测方式、不同检查者等因素的影响。为了更准确地掌握被检查者的血压值,常采用不同方式,常用测定血压的方法有 3 种:即诊室测量血压、家庭自测血压、动态血压监测。3 种方式各有各的优缺点,分别有自己的诊断标准,在高血压的诊断中互为补充,并作为监测手段。

(1)诊室测量血压:由医护人员测量,操作比较规范,但一些患者易紧张,测量值可能比实际血压偏高,这就是常说的白大衣高血压。此外,测血压的时间往往是医生的白天正常工作时间,隐匿性高血压或个别患者凌晨出现的高血压很可能被忽略。

（2）家庭自测血压：目前推荐家庭自测血压。优点是有助于提升高血压患者的自我管理意识；避免白大衣高血压；随时观测、方便灵活；及时评估疗效；降低治疗费用。

（3）动态血压监测：使用仪器测量24小时血压。患者佩戴一个动态血压记录仪，在日常生活环境中自由活动，仪器会自动按设置的时间间隔进行血压测量。一般日间每30分钟测一次，夜间每小时测一次。动态血压监测有助于清晨高血压、夜间高血压这些特殊时段的隐匿性高血压的诊断。

9. 如何确保自测血压值更准确？（视频：如何正确测量血压？）

如何正确
测量血压？

（1）血压计的选择：目前使用最多的是水银血压计和电子血压计。由于水银血压计汞污染及操作专业性问题，不建议家庭使用。电子血压计分为上臂式、手腕式与指套式。上臂更接近心脏水平，测量的血压更准确，所以建议选择上臂式电子血压计。

（2）测血压前的准备：测量血压前30分钟内避免剧烈运动、进食、浓茶、咖啡、吸烟，安静休息至少5分钟，不要憋尿，测量时保持安静，不讲话。

（3）测血压的"四定"要求：测血压应注意做到固定体位、固定时间、固定部位、固定血压计。

（4）卧位和坐位的选择：两种姿势都可以，重点是保证测量时手臂位置与心脏在同一水平面。

（5）左、右臂的选择：一般采取测右臂血压，如果右臂不方便也可以选择左臂，要比较血压的高低一定是同侧肢体相比较，不能以今天右臂的血压和明天左臂的血压相比较，因为通常情况下左右臂血压值是不同的。

10. 人的血压变化有哪些规律？

正常人体血压每天都在变化，有高峰，有低谷，都是波动的，一般情况下人的血压每天有两个高峰，第一个高峰在早上九点至十点之间；第二个高峰在下午四点至八点之间。所以，很多人喜欢在睡觉之前服用降压药物，而这种做法是错误的，因为本身在睡眠时血压达到最低水平，这时服用降压药物会导致脑部供血不足，产生脑卒中的情况，会极大危害人体健康。血压也会随昼夜和季节呈规律性动态变化，冬天较高，夏天相对低一些。

11. 什么是高血压危象?

短期内血压急剧升高,舒张压超过 120 mmHg 或 130 mmHg 并伴一系列严重症状,甚至危及生命的临床现象,称之为高血压危象。主要原因是紧张、疲劳、寒冷、嗜铬细胞瘤发作、突然停服降压药等诱因,造成小动脉发生强烈痉挛,血压急剧上升,影响重要脏器血液供应而产生危急症状,在高血压的早期与晚期均可发生。高血压危象发生时,常常出现头痛、烦躁、眩晕、恶心、呕吐、气急及视力模糊等严重症状,以及伴有动脉痉挛,相应的器官缺血症状,甚至会出现抽搐、昏迷、心绞痛、心衰竭、肾衰竭、脑出血等严重后果。

12. 高血压危象会导致死亡吗?

高血压危象是一种有高度危险性的心血管急危重症,须立即得到及时、有效的治疗。高血压患者一旦出现血压急骤升高且伴有心、脑、肾等重要器官功能障碍者应即刻到医院就诊,接受专科治疗,防止严重并发症的发生。系统降压治疗,避免过度劳累及精神刺激等预防措施有助于大大减少高血压危象的发生。病情稳定后应逐步过渡至常规抗高血压治疗并长期坚持。

13. 什么是高血压脑病?

高血压脑病是指当血压突然升高超过脑血流自动调节的阈值时,脑血流出现高灌注,毛细血管压力过高,渗透性增强,导致脑水肿和颅内压增高,引起一系列暂时性脑循环功能障碍的临床表现,甚至脑疝形成。高血压脑病患者多具有头痛、抽搐和意识障碍三联征,如果不及时抢救治疗,脑部会严重受损,甚至危及生命。发生高血压脑病时,必须立即就医,以降压、减轻脑水肿为主要治疗方法。

14. 高血压危象和高血压脑病有什么区别?

高血压危象和高血压脑病同属于高血压患者的危重状态,但两者还是有区别,具体概括如下。

(1)发病机制不同:高血压危象多与交感神经活性亢进和血循环内儿茶酚胺过多有关,造成全身细小动脉暂时性强烈痉挛。高血压脑病是因为血压突然或短期内明显升高的同时因脑细小动脉扩张,引起脑水肿和颅内高压,出现中枢神经功能障碍。

(2)血压升高特点不同:高血压脑病以舒张压升高为主,高血压危象以收缩压升高为主。

(3)症状不同:高血压危象常有心悸、气急及视力模糊等严重症状。高血压脑病常见抽搐、失语和暂时性偏瘫等神经系统症状。

(4)伴随疾病:高血压脑病少见心绞痛和心衰发作,高血压危象则常见。

15. 什么是高血压的三级预防?

一级预防是病因预防,指已存在高血压的危险因素,但尚未发生高血压时,采取控制措施,减少高血压的发生,一级预防也称为原发性预防;二级预防是"三早",即早发现、早诊断、早治疗,指对高血压患者群体采取措施,目的是预防高血压病情加重,避免靶器官受损;三级预防是康复,指对高危高血压患者的抢救措施,目的是预防严重并发症、后遗症的发生,使患者免于死亡。

16. 高血压一级预防的措施有哪些?

高血压一级预防主要是通过生活方式的改变达到降低血压的目的。第一,要均衡膳食,避免肥胖导致的高血压、冠心病、糖尿病等。第二,要按照有恒、有序、有度及长期规律、循序渐进的原则适量运动,根据不同年龄、体质、习惯选择不同运动项目,通过减轻体重达到降压的目的。第三,戒烟禁酒,烟酒可使血压升高,促进血小板聚集形成血栓,饮酒患者高血压危险性增加70%～90%。第四,心理平衡,是所有高血压一级预防措施中最重要的一条,血压与情绪的关系极为密切。第五,要学会自我监测血压,平时要掌握自身血压水平和变化规律,正常血压范围为收缩压90～140 mmHg,舒张压60～90 mmHg。如果发现异常,在不同时间测定3次,找出血压升高的原因,并采取措施。

17. 高血压二级预防的措施有哪些?

落实一级预防措施,进行系统正规的高血压治疗,使血压降至正常或理想水平:①通过降压治疗使血压降至正常范围内;②保护靶器官免受损害;

③强调对心血管其他危险因素的治疗。

18. 高血压三级预防的措施有哪些?

三级预防主要是对已并发心、脑血管疾病的高血压患者的并发症预防。这些并发症,多为全身动脉硬化所致,如冠状动脉粥样硬化、脑动脉硬化、肾动脉硬化以及眼底动脉硬化而引起心、脑、肾、眼等并发症的发生,对重度高血压患者进行抢救,同时进行康复治疗,提高生活质量。

19. 高血压对哪些脏器有损害?

高血压不是一个单纯的血压值的增高,会导致心、脑、肾、血管等受损害。它会引起心肌的肥厚,最终导致心功能不全;对于肾脏,如果不好好控制血压,最终也可能导致肾功能衰竭;也可出现脑出血、脑栓塞等脑部并发症;另外还会引起周围血管动脉粥样硬化、眼底动脉硬化等并发症。

20. 高血压患者需要做哪些检查?

诊断为高血压后,除了正常吃药,监测血压以外,还要定期做一些检查,比如心电图、胸部 X 射线、超声心动图、眼底检查、尿常规、血尿素和肌酐、血电解质、血糖、血脂等生化检查。目的是判定高血压对靶器官造成的损害及损害程度,以指导用药及对预后判断。

21. 降压药物主要有哪几类?

降压药多种多样,概括起来可以分为以下五大类。

(1)血管紧张素转换酶抑制剂(ACEI):贝那普利、卡托普利、依那普利、培哚普利、咪达普利等。

(2)β 受体阻滞剂:阿替洛尔、美托洛尔、比索洛尔、普萘洛尔等。

(3)钙通道阻滞剂:氨氯地平、地尔硫卓、非洛地平、硝苯地平等。

(4)血管紧张素Ⅱ受体拮抗剂(ARB):厄贝沙坦、氯沙坦等。

(5)利尿剂:呋塞米、双氢克尿噻、吲达帕胺、螺内酯等。

22. 降压药吃了降不下来,可以再加量吗?

从药效学角度看,这种做法并不可取。一方面达不到药效倍增的效果,另一方还会增加很多服药后的不良反应,得不偿失。有些药物服药剂量增加,只是增加了药物的作用时间,而药效并没有增加。所以一定要通过医生的复诊评估、重新开具处方后才能尝试。

23. 高血压没有症状,是不是就不用吃药了?

高血压最大的危害在于它是无声杀手,虽然无症状,但过高的血压对身体的损害同样存在,严重者还会诱发心脑血管疾病,因此尽管你感觉到没有症状或者血压不高,也不可自行随意减药或停药,必须在医生指导下进行调整。

24. 高血压患者需要终身服药吗?

绝大多数高血压患者需要终身服药。随着年龄增长,多数高血压患者的收缩压会逐渐增高,因此不仅不能停药,还可能需要逐渐增加用药品种和剂量。但少数患者有可能停用降压药,主要包括以下几种情况:继发性高血压、严重心脏疾患、与不良生活方式有明显关系的高血压。总之,高血压患者需在医生指导下用药,禁止私自停药或减药。

25. 降压药会上瘾,一旦吃上就停不下来了吗?

这种情况不一定,早期高血压患者通过药物和生活方式的改变,降压效果一般都很好,一旦血压降至正常以下是可以停药的。一部分患者停不下来是因为血压需要药物控制,而不是降压药本身会上瘾。降压药并不影响抽血化验,也不影响去医院定期复诊,所以要按时按量服药。

26. 高血压患者能喝酒吗?

不建议饮酒。虽然酒精有轻度扩血管作用,少量饮酒后短时间内血压会有所下降,但长期少量饮酒可使血压轻度升高;过量饮酒使血压明显升高,且血压上升幅度随着饮酒量增加而增大,饮酒还会减弱降压治疗的效果。另外,酒精可以使交感神经兴奋,使血压升高,心率加快,可以使血液中三酰甘油水平升高,促进动脉硬化。

27. 高血压患者饮食上需要注意哪些问题?

大量流行病学调查资料证明,许多营养因素,如高钠盐、高蛋白质、多不饱和脂肪酸等,同高血压病的发病有关。因此,在高血压病的防治中,合理膳食是十分重要的,其效果有时不亚于降压药物。通过膳食调节控制血压,能显著降低脑血管意外和冠心病的死亡率。

（1）少量多餐,忌暴饮暴食。

（2）低钠饮食。

（3）控制膳食中脂肪的摄入量。

（4）多吃蔬菜、水果补充维生素 C,保持大便通畅。

（5）保证膳食中钙的摄入充足。

（6）忌浓茶、咖啡、辛辣食物。

28. 高血压患者能够做哪些运动?

高血压患者可以选择走路、慢跑、游泳、爬山等有氧活动,不宜选择剧烈的运动项目,每次活动 30 分钟左右,活动后心率不要超过 170-年龄（岁）,以运动后不出现疲劳或明显不适为宜。最好选择晚上运动,避开心脑血管病的高发时间,饭后 1 小时不宜活动,运动时不要体位变化幅度过大及用力屏气,以免发生意外。

29. 在医院测血压比在家里测得高,这是高血压吗?

不一定,具体情况具体对待,如果在医院测量血压时偏高,在家测量比医院测量血压值低但也高于正常,达到高血压诊断标准,这种情况就是高血压。若在医院测得血压值偏高,而在家中自测血压正常或 24 小时动态血压监测正常,这种情况称之为白大衣高血压,白大衣高血压是患者见到医务人员因精神紧张而导致血压短暂升高,不是真正的高血压。

30. 突然有一天测量的血压高了,是不是就是高血压?

人是有生命的生物,心脏跳动的快慢会受各种因素的影响而发生变化,血压也会发生波动。白天工作时与夜间睡觉时不同;平时心境平静和发怒争吵时不一样;冬天气候寒冷和炎热的夏天时也不相同。所以偶然一次测量血压超过正常范围,只能算血压升高。只有在非同日(即不是在同一天)多次测量血压超过正常标准,达到高血压的诊断标准,才能诊断为高血压。

31. 高血压患者日常生活中应该注意什么?(视频:高血压日常护理)

高血压
日常护理

如果您确诊有高血压,也不必过度担心,高血压患者只要在按时服用降压药的同时,再坚持做到以下几点,会提高降压疗效,使血压保持平稳,依然可以做到带病健康,带病长寿。

(1)起床缓慢,做到三个半分钟,即睁眼后躺半分钟再坐起,坐床上半分钟后双腿垂床边,半分钟后再站立,开始正常活动。

(2)早餐清淡,一杯牛奶或豆浆,一个鸡蛋加两片面包或半个馒头,加清淡小菜即可,不可过饱,也不可不吃。早饭半小时后可做适量运动。

(3)养成午睡的习惯,高血压患者吃过午饭后稍活动,然后午睡半小时左右。

(4)晚餐宜少,不能毫无顾忌地大吃大喝,导致胃肠功能负担加重,影响睡眠。

(5)养成每天排便的习惯,排便时不要太用力,必要时使用缓泻剂。

(6)按时就寝,有条件者睡前泡脚,然后按摩双足心,促进血液循环,有利于解除一天的疲乏。

32. 高科技仪器可以根治高血压,这个可信吗?

不可信。对已明确病因的继发性高血压,去除病因,血压就能恢复正常;原发性高血压目前还没有哪一种中药、民间偏方、食物、保健品、保健仪器能根治,高血压的控制依靠长期规范用药和健康的生活方式。

33. 平时口味重、食盐多是导致高血压的主要原因吗?

引起高血压的因素很多,食盐过多是原因之一,不同地区人群血压水平和高血压患病率与钠盐平均摄入量显著有关,摄盐越多,血压水平和患病率越高,但是同一地区人群中个体间血压水平与摄盐量并不相关,摄盐过多导致血压升高主要见于对盐敏感的人群中。所以我们不但要低盐饮食还要低钠饮食。

34. 高血压患者服用降压药的注意事项有哪些?

高血压是我国最常见的疾病,为合理使用降压药,患者服药应注意以下几点。

(1)从小剂量开始服用,不要随意加大剂量。

(2)注意不要在睡前服用,由于睡觉时人体的血压会降低,使用降压药会引起血压过度降低,容易在睡眠时出现心绞痛、脑血栓等危急病症。

(3)坚持服药,不要私自停药或减药。

(4)忌操之过急,有些人一旦发现高血压,恨不得立刻把血压降下来而自行加大药物剂量,很容易发生意外。除了高血压急症外,降压治疗应缓慢进行,不能操之过急,持续、平稳降压才是正确的降压原则。

(5)服用利尿剂患者要定期复查电解质水平。

(王寒秋　王焕东　孙晓燕　王荃声　郅　慧)

(三)心律失常

1. 什么是心律失常?

生活中常常会听到身边的人这样说:"感觉这一会儿心里很不舒服,心脏扑通扑通乱跳,一会儿快一会儿慢。"这是怎么回事呢?正常吗?其实正常心脏的电活动起源于窦房结(窦房结是心脏的正常起搏点,呈长椭圆形,位于上腔静脉口与右心房交界处),冲动在窦房结形成后,由结间束和普通心房肌传递,抵达房室结及左心房,然后按照一定的顺序和时间依次下传至左右束支及浦肯野纤维网,最后,冲动抵达心外膜,完成一次心动周期,即正常心跳。如果心脏的起源、频率、节律发生了异常,导致心脏跳动过快、过慢或无规律,就是发生了心律失常。

2. 如何判断自己是否得了心律失常?

当您感觉心里不舒服或者感觉与平时心跳不一样时,不要紧张,可以按照以下步骤来排查。

首先要测脉搏，这是初步判断心律失常的最迅速最便捷的方法，自测脉搏或者找身边有经验的人帮您测量，脉搏过快、过慢或不齐往往提示心律失常的发生。

如果脉搏异常，就需要进一步行心电图检查，一般情况下心电图可以明确诊断大多数心律失常。因为临床上大部分心律失常都是阵发性的，如果就诊时心跳又正常了，心电图也可能表现为正常，不过您也不要为此担心，我们还可以用动态心电图来监测，即连续记录24小时心脏跳动情况，以捕捉异常心跳。

若动态心电图检查结果也显示正常，而您又对曾发生的心脏异常跳动还是放心不下，我们会建议再行其他诱发心律失常发作的检查，如经食管调搏心脏电生理检查、心腔内电生理检查等来确诊。

3. 什么是心电图？

大家对心电图应该不会太陌生，这项检查已经应用于临床一百多年了，目前是医院常规体检项目之一，各级医院均已普及，为健康体检、心脏及相关疾病检查提供了有利的诊断依据。简单来说心电图就是借助心电图机从人体表面记录心脏每一心动周期所产生的电活动变化图形。而心动周期是指从一次心跳的起始到下一次心跳的起始心脏所经历的过程。心脏在每个心动周期中，起搏点、心房、心室相继兴奋，伴随着生物电的变化，通过心电描记器从体表引出多种形式的电位变化的图形称为心电图。

4. 人群中心律失常的发病率如何？

心律失常是一种常见的心脏病，发病率仅次于高血压、冠心病，在所有心脏病中位居第三。而且在任何年龄阶段都可能发生，其中青年人出现心动过速、早搏等现象较多；老年人会出现房颤、室性心动过速等情况；儿童的发病率相对较低。

5. 心律失常有哪些种类？

心律失常的类型有很多种，可自己到底得的是哪种类型呢？通常情况下，心律失常的分类方式有3种，分别按照冲动的起源、冲动的传导和心搏频率等异常情况进行分类,具体如下。

根据冲动起源异常,可以分为两种:①窦性心律失常,主要包括窦性心动过速、窦性心动过缓、窦性心律不齐、窦性停搏等;②异位心律,早搏又叫期前收缩(房性、交界性、室性)、阵发性心动过速(室上性、室性)、房扑、房颤、室扑、室颤。

根据冲动传导异常分为窦房传导阻滞、房内传导阻滞、房室传导阻滞、室内传导阻滞。

根据心搏频率异常分为缓慢性和快速性心律失常两大类:①缓慢性心律失常,心率小于 60 次/分,如病态窦房结综合征、房室传导阻滞等;②快速性心律失常,心率大于 100 次/分,临床常见窦速、房速、房扑、快速房颤、室速、室扑、室颤等。

6. 心律失常的常见病因有哪些?

心律失常的病因很复杂,我们知道,一部分心律失常并不是持续发病的,但在什么情况下容易发生呢?这个问题不能一概而论,首先我们需要了解一下心律失常的病因,它分为遗传性和后天获得性两种。

遗传性心律失常多为基因突变导致的离子通道病,使得心肌细胞离子流发生异常。目前已经明确的遗传性心律失常包括长 Q-T 间期综合征、短 Q-T 间期综合征、Brugada 综合征、儿茶酚胺敏感性室性心动过速、早期复极综合征等。

后天获得性心律失常常见病因:①各种器质性心脏病,如冠心病、心肌病、风湿性心脏病、心力衰竭等合并的心律失常;②生活或工作中精神紧张、情绪激动、过度疲劳、大量饮浓茶或浓咖啡、过量饮酒、大量吸烟等不良习惯导致的心律失常;③感冒、扁桃体炎、伤寒、细菌性痢疾等感染性疾病,脑炎、脑瘤、脑外伤等颅内疾病,甲状腺功能亢进或低下等代谢性疾病,低钾或高钾等电解质紊乱,以及麻醉、低温、胸腔或心脏手术等引起的心律失常;④也有少部分心律失常是找不到病因的。

7. 心律失常的治疗方法有哪些?

治疗心律失常的方法由医生根据详细的病史、体检及实验室检查结果进行综合评估来决定的。我们常说的治疗包括终止心律失常发作、去除病因病灶、预防复发等,目的是要解决两个问题:心律失常是否需要治疗? 采用何种方式进行治疗? 常用的方法有以下几种。

（1）药物治疗:药物治疗是基础治疗,需要提醒大家的是,长期服用抗心律失常药均有不同程度的副作用,临床应用时应严格掌握适应证,注意不良反应。

（2）手术治疗:外科手术治疗目前主要是用于治疗房颤合并其他心脏病需要开胸手术者。

（3）电学治疗方法:电复律、电除颤、心脏起搏器植入和导管消融术等。电复律和电除颤分别用于终止异位快速心律失常发作和心室扑动、心室颤动;心脏起搏器多用于治疗窦房结功能障碍、房室传导阻滞等缓慢性心律失常;导管消融术可以根治多种室上性心动过速,如预激综合征、房室折返性心动过速等。

（4）其他方法:包括压迫眼球、按摩颈动脉窦、捏鼻用力呼气和屏气等,这些反射性兴奋迷走神经的方法可用于终止多数阵发性室上性心动过速,可在药物治疗前或同时采用。

8. 什么是经食管调搏心脏电生理检查?

经食管调搏心脏电生理检查从字面上不难理解,一定是与我们的食管和心脏有密切的关系,究竟两者有什么关系呢? 做这项检查能达到什么目的呢? 其实,通俗地讲食管和心脏的关系就像牙齿和嘴唇的关系,两者如同亲兄弟,从解剖位置上来讲一个在前一个在后,都位于纵隔内。食管的前壁和左心房后壁紧密贴靠,利用这种有利的解剖关系,将电极放入食管来间接刺激左心房和左心室,并借助同步记录的体表心电图对心脏的电生理特性和心律失常机制做出分析,还可诱发或终止心律失常。总之,经食管调搏心脏电生理检查是一种无创性临床电生理诊断和治疗技术。

9. 什么是心腔内电生理检查?

顾名思义,心腔内电生理检查是在心脏各腔室内完成的,和心脏的电活动有关,是一种用来评价心脏电功能的精确有创检查方法。在维持自身心律或起搏心律时,记录心内电活动、分析其特征并做出综合判断。此项检查的主要目的是对心律失常进行诊断或在此基础上对心律失常进行治疗。

10. 行心腔内电生理检查需要做哪些准备?

心腔电生理检查的定义大家已熟知,接下来重点介绍行此项检查前需要做哪些准备工作。

(1)术前病情需相对稳定,无不稳定型心绞痛或心力衰竭。

(2)术前应做肝肾功能、电解质、凝血功能、传染病、血尿粪常规、胸片、心脏彩超等检查,结果正常后方可进行。

(3)术前需将会阴部、前胸部、大腿根部的毛发剃干净,避免感染。

(4)建立静脉通路,留置静脉留置针。

(5)教患者床上练习排大小便。

(6)如果患者术前过度紧张,可遵医嘱适当给予镇静药物镇静。

11. 服用抗心律失常药物需要定期做哪些检查?

大部分心律失常的患者都很关心自己出院后还用不用服药,服药时还需要做哪些检查?绝大部分经导管消融的心律失常患者,出院后服用 3 个月左右的阿司匹林即可。药物治疗或合并有其他疾病的心律失常患者,出院后应该遵医嘱服药,服药期间需要:

(1)定期查心电图,以明确心律失常的情况,必要时做 24 小时动态心电图。

(2)按时测血压,尤其在最初服药及改变药物剂量时,服药前后均要测血压。

(3)需要经常数脉搏和心率,以掌握病情变化。

(4)需要经常检查肝肾功能。

(5)对于服用洋地黄类抗心律失常药物的患者,必须定期进行血药浓度的测定及电解质浓度的测定。

立体定位
射频消融术

12. 什么是导管射频消融术?（视频:立体定位射频消融术）

导管射频消融术是一种内科微创介入治疗方式,不需要开刀,仅将很细的导管通过静脉和(或)动脉穿刺送到心腔,局部释放射频电流,使病变的心肌细胞坏死,以阻止异常电信号的传递从而达到预防和治疗心律失常的目的。目前常应用于心动过速,如阵发性室上性心动过速、特发性室性心动过速以及心房扑动等疾病的治疗。

13. 什么是电复律治疗?

大多数患者对电复律知识很陌生,甚至存在很大恐惧心理,其实,电复律是一种简单安全有效的"小"操作,是在镇静药物辅助患者完全进入睡眠状态下完成的,即同步触发装置利用患者心电图中 R 波来触发放电,使电流仅在心动周期的绝对不应期中发放,避免诱发心室颤动,可用于转复心室颤动以外的各类异位性快速心律失常,称为同步电复律。该治疗方式适用于房颤伴快速心室率、血液循环不稳定及药物转复失败者,即刻成功且并发症少。

14. 心律失常常用的介入治疗方法有哪些?

通常心律失常患者最关心的事莫过于得了病怎么治疗,哪种治疗方法最适合自己。目前心律失常有 3 种治疗方法,分别如下。

(1)导管射频消融术:最常见的适应证是阵发性室上性心动过速。

(2)心脏起搏器植入:是针对心动过缓的最有效的治疗方法。

(3)植入型心律转复除颤器(ICD)植入:用于室速、室颤以及心脏性猝死的高危患者。

每种治疗方法都有相对应的适应证,准确把握适应证是临床治疗的关键。

15. 缓慢性心律失常有哪些常见症状?

缓慢性心律失常(心动过缓)一般指心搏少于 60 次/分或出现心脏停搏、长间歇。患者会出现突然晕厥或突然眼前黑矇(一般会很快恢复),此外,缓慢性心律失常患者常伴有憋闷、气短、乏力、头晕等不适症状。临床常见的有窦性心动过缓、病态窦房结综合征、房室传导阻滞等。

16. 什么是病窦综合征?

病窦综合征是病态窦房结综合征的简称,是窦房结出现异常引起的疾病。窦房结是心脏的正常起搏点,起着产生和传导冲动的作用,而由于窦房结及其周围组织发生病变,导致窦房结起搏及传导功能障碍,就称为病窦综合征,常由心脏退行性病变、冠心病、心肌病等原因引起。轻者可出现头晕、乏力等表现,重者可出现昏厥和抽搐。心电图表现为窦性心动过缓、窦性停搏或窦房传导阻滞,也可以与快速房性心律失常交替出现。

17. 什么是房室传导阻滞?

心脏发出的冲动在心房和心室腔内传导的过程中受到了阻滞,称为房室传导阻滞。按阻滞程度可分为一度、二度、三度房室传导阻滞,一度房室传导阻滞,传导时间延长;二度房室传导阻滞,部分激动不能下传;三度房室传导阻滞,传导完全中断,又称为完全性传导阻滞。常由心脏退行性病变、冠心病、心肌病等引起。

18. 快速性心律失常有哪些常见症状?

快速性心律失常(心动过速)一般指心搏超过 100 次/分,导致患者出现眩晕、晕厥,同时伴有心慌、出汗、气短等症状。临床常见的有窦性心动过速、室上性心动过速、快速房颤、房扑、室速、室扑、室颤等。

19. 终止室上性心动过速发作的方法有哪些?

室上性心动过速发作时患者常常感到心慌难受甚至晕厥,希望能马上终止。以下方法可以临时或永久治疗室上速。

(1)兴奋迷走神经疗法:压迫眼球、按摩颈动脉窦、捏鼻用力呼气和屏气等反射性兴奋迷走神经的方法,可以用来终止心动过速。

(2)药物疗法:静脉注射抗心律失常药物终止心动过速。

(3)经食管心脏调搏术:若上述方法仍不能终止,还可通过经食管心脏调搏来终止发作(详见第 8 问)。

(4)电复律术:用体外电击的方法纠正心律失常,但洋地黄导致的室上速及低血钾者不宜应用。

(5)导管射频消融治疗:是根治阵发性室上性心动过速首选治疗方法,一旦患者诊断成立或反复发作,可考虑行导管射频消融治疗,成功率高达 95% 以上。

20. 什么是阵发性室性心动过速?

阵发性室性心动过速,简称室速,由心室异位激动引起的心动过速,起始和终止突然,频率150～250次/分,跳动规则。它是一种严重的快速心律失常,可发展成心室颤动而导致心脏性猝死,常见于器质性心脏病,也可见于严重电解质紊乱、药物中毒和心脏手术过程中。

21. 什么是预激综合征?

预激是一种房室传导的异常现象,是指在房室传导系统之外存在附加连接组织(房室旁路束),冲动经附加通道下传,使部分或全部心室提早出现心电激动,引起部分心室肌提前激动,称为"预激",合并室上性心动过速发作者称为预激综合征。预激综合征是目前临床上较为常见的疾病,常见于心律失常的年轻人。正常心脏只有一条传导通路,部分患者出现一条多余的通路,医学术语称旁道,该情况下就会引起预激综合征。预激综合征是心脏病中能够根治的疾病之一,通过临床微创手术的方式治疗,且多数患者治疗效果较好。

22. 预激综合征的症状有哪些?

一般情况下,单纯预激综合征并无症状,但并发其他心律失常时不仅会出现心悸(心慌)等不适症状,还可发生休克、心力衰竭甚至突然死亡。如并发室上性心动过速时与一般室上性心动过速相似。并发心房扑动或心房颤动者,心室率多在200次/分左右。

23. 什么是室扑和室颤?

常说的室扑是指心室扑动,室颤是指心室颤动,总体来讲这两种情况均是心室在活动。正常情况下心脏传导系统的电信号是从窦房结发出的,然后很规律地进行传导,当发生室扑和室颤时,心室就开始发生"动乱"了,信号不再从窦房结发出,而是从心室发出,导致心室收缩加速,甚至"乱颤",使心脏失去规律而有效的收缩,变成不规律的收缩和颤动,最终导致心脏的泵血功能完全丧失。这种心律失常多是严重器质性心脏病晚期的表现,若不及时消除,很快会导致心脏停搏,造成死亡。

室扑和室颤时患者会在极短的时间内出现眩晕、意识突然丧失、抽搐、脉搏消失、血压下降为零、心音消失,继而呼吸停止。应立即使用体外除颤器电击纠正心律失常。若频繁发作,可以体内安装植入型心律转复除颤器(ICD)来治疗。

24. 什么是心房颤动?

心房颤动简称房颤,是临床上最常见的一种心律失常。提起房颤这种病,不少人可能有所耳闻,它究竟是一种什么样的疾病呢?正常情况下,窦房结是整个心脏的指挥部,指挥心脏有节奏地规律跳动(心率60～100次/分)。房颤时心房不听从窦房结指挥,快速、不规则、无效地收缩(心房率350～600次/分)。所以,某些因素导致窦房结的控制功能丧失,心脏搏动节律出现异常,使心房处于快速紊乱的颤动状态,跳动的频率达到350～600次/分,失去了心房正常有效的收缩功能,即为房颤。该病的特点是:心律绝对不齐,脉搏短绌(脉率小于心率),第一心音强弱不等。

25. 人群中心房颤动的发病率如何?

生活中我们一定很关心,也很想了解得房颤这种疾病的人多不多。据研究结果显示,目前我国成年人房颤患病率为0.7%～1.0%,65岁以上老年人患病率为8.0%～10.0%,男性患病率高于女性,其发病特点是随年龄增长患病率明显增高。

26. 房颤的病因是什么?

房颤的病因有很多,常见病因有高血压、心衰、心脏瓣膜病、肥胖、慢性阻塞性肺疾病、甲亢等。其中,高血压是房颤最重要的危险因素!高血压可增加14%的房颤发生率,血压升高10 mmHg,房颤风险增加1.21倍。其次,年龄也是房颤的一个重要的影响因素,随着年龄增长患病率会增高。其他诱因如长期大量饮酒、劳累、情绪激动、长期精神紧张、咖啡因、缺氧、电解质或代谢失衡、严重感染及某些药物等也会增加房颤的风险。另外,房颤也可以发生在没有任何心脏或其他系统疾病的个体中,称为孤立性房颤或特发性房颤,这在临床上并不少见。

27. 房颤分为哪几类?

房颤有多种的分类方法,具体如下:

(1)按照房颤时心率分类,房颤可分为:①慢室率房颤,心室率小于 60 次/分;②中速室率房颤,心室率 60 ~ 100 次/分;③快室率房颤,心室率大于 100 次/分。

(2)房颤按有无基础心脏病进行分类:①病理性房颤,临床检查发现有基础心脏病,包括瓣膜性和非瓣膜性心脏病;②特发性房颤,临床检查无基础心脏病(包括高血压)。可能机制为心房纤维化、自主神经功能异常或局限于心房的心肌炎等。一般特发性房颤占房颤患者的 6% ~ 15%。发生于较年轻患者的特发性房颤有时也称为孤立性房颤。

(3)按持续时间进行分类:①初发房颤,初次发作持续时间不到 7 天者,持续不超过 48 小时者可称为急性房颤;②慢性房颤,初次房颤发作持续 7 天以上或以前有房颤发作病史者;③阵发性房颤,可自行转复为窦性心律,其发作的持续时间多小于 48 小时,也可持续到 7 天或以上;④持续性房颤,不能自动转复为窦性心律,但经过药物或其他方法治疗后能转复窦性心律,房颤持续时间一般大于 7 天;⑤永久性房颤,无法转复为窦性心律,即使偶尔恢复窦性心律,房颤又很快复发。

28. 房颤有哪些症状?

经常有患者说:我感觉心里很不舒服,颤颤悠悠的,这就是房颤吗? 其实在临床上,房颤可有症状,也可无症状,房颤的症状取决于发作时的心室率、心功能、伴随的疾病、房颤持续时间以及患者感知症状的敏感性等。常见症状有心悸(心慌)、胸闷、气短、头晕、黑矇、疲乏等,严重者表现为血压下降、晕厥、心功能不全等。

有一部分房颤患者是没有症状的,只在偶然的机会如体检等或者出现房颤的严重并发症如卒中、栓塞或心力衰竭时才被发现。这类患者不容易引起重视,这种悄无声息的危害被称为"隐形杀手"! 因此我们要特别警惕无症状性房颤。

29. 房颤的危害及对生活的影响有哪些?

说起房颤的危害,首先想告诉大家的是:其实房颤本身并不可怕,但如果控制不好将是患者致死、致残的重要原因。因此,"关注房颤,早诊早治"的健康理念一直是我们坚持科普宣传的动力和理由。那么,房颤会有哪些危害呢?

(1)脑卒中及血栓栓塞:房颤持续48小时以上,就有可能导致血栓。房颤最严重的问题是血栓形成。房颤时心房丧失收缩功能,血液容易在心房内瘀滞而形成血栓。这些血栓随时可能脱落,随着血液循环到全身各处,轻者导致患者生活质量下降,丧失工作能力,重者导致死亡。房颤患者脑栓塞的风险是非房颤者的4~5倍,有高发病率、高死亡率、高致死率、高复发率的特点。

(2)心衰:房颤患者心衰风险可增加3倍。

(3)心肌梗死:房颤患者心肌梗死的风险可增加2倍。

(4)认知能力下降、痴呆:房颤可增加认知能力下降、痴呆、阿尔兹海默病、血管性痴呆的风险。

(5)导致患者死亡率增加2倍:主要死亡原因有进行性心力衰竭、心搏骤停、脑卒中。

许多房颤患者,因长期的心脏耐受,心慌、胸闷的症状反而慢慢好转,很容易误认为病情好转而放松警惕,但其实这样恰恰是最危险的,房颤虽然症状不明显了,但是卒中、心衰等风险依然存在,所以需要及时治疗。

30. 如何治疗房颤?

近年来房颤的发病率越来越高,对房颤的治疗也越来越重视,总的治疗原则包括:①恢复窦性心律,只有恢复正常的心率才能达到完全治疗房颤的目的,所以对于任何房颤患者均应尝试恢复窦性心律;②控制快速心室率,对于不能恢复窦性心率的房颤患者,可以应用药物减慢较快的心室率;③防止血栓形成和脑卒中,房颤时如果不能恢复窦性心律可以应用抗凝药物,预防血栓的形成和脑卒中的发生;④要了解房颤的原因,对于某些疾病,比如甲状腺功能亢进症、急性酒精中毒导致的房颤,在去除病因后房颤可能自行消失。

通常房颤的治疗方式主要有两大类:药物治疗和非药物治疗。药物治疗主要包括抗心律失常药物治疗和抗凝药物治疗;非药物治疗包括导管射频消融术、经皮左心耳封堵、外科手术治疗、起搏器治疗、电复律治疗。至于选择何种治疗方式,主管医生会对房颤的种类及身体状况做综合评判,最终选择最佳的治疗方案。

31. 治疗房颤有哪些误区?

误区一:无须早期治疗。其实,房颤是一种持续进展的疾病,房颤症状轻,但是危害大,越早治疗,疗效和预后越好。阵发性房颤治愈率最高,永久性房颤很难治愈。

误区二:老年房颤患者不能行射频消融。射频消融的特点是老年人能耐受、微创、局麻、创伤小。80 岁以下的患者完全可以选择射频消融,80 岁以上要根据个体情况来决定,不能一概而论。

误区三:只能药物治疗。药物对房颤的治疗有短时作用,但无法根治,且副作用多,随着医学的发展,近几年导管消融为房颤根治带来新的希望。

误区四:射频消融很痛苦。此项手术为局麻,患者全程清醒,但在消融中可能会出现疼痛,主要是在消融时出现,疼痛仅持续 1~2 分钟,绝大多数患者都能忍受。

总之,得了房颤要及时住院治疗,听从医师的安排,选择合适的治疗方案,最终消灭这一"隐形杀手"。

32. 什么是房颤一站式内科介入治疗?（视频:房颤一站式诊疗左心耳封堵手术）

房颤一站式治疗左心耳封堵手术

房颤一站式内科介入治疗是指联合导管射频消融或冷冻球囊消融与经皮左心耳封堵技术治疗房颤。是一项微创治疗,不开刀、创伤小,手术平均 1 小时,住院时间短,无须长期抗凝的介入治疗。

33. 房颤在我们国家人群中的分布情况如何?

房颤是最为常见的心律失常之一,我国房颤人口目前约有 1 200 万,

70 岁以上和 80 岁以上人群房颤患病率分别高达 3.1% 和 7.5%。

34. 房颤有哪方面的危害?

房颤使脑卒中风险增加 4~7 倍,我国每年约有 50 万房颤患者发生脑卒中事件。

35. 房颤病人的中风是怎么发生的?

房颤病人的左心耳内血流非常缓慢,滞留的血液逐渐在左心耳内形成血栓,随着心脏的搏动,血栓从左心耳脱落随着血流进入动脉系统,血栓堵塞大血管,引发中风。

36. 抗凝治疗有哪些注意事项?

房颤患者最主要的死亡原因是栓子脱落引起的缺血性脑卒中。抗凝治疗是房颤治疗策略中最重要的一环,但是也增加了出血的风险。因此服用抗凝药物时注意以下几点。

(1)服用前应检查凝血功能,如果有禁忌证,严重贫血、咯血、黑便,应及时告知医生。

(2)长期应用华法林必须定期检测国际标准化比值(INR),确保药效为安全有效的水平。特别是用药初期,需要多次抽血化验,INR 的值控制在 2~3。

(3)用药期间要控制血压,避免跌倒、饮酒,以减少发生出血的风险。

(4)注意观察皮肤、黏膜、牙龈等处有无出血倾向,如出现上述情况请及时就医,在医生指导下调整药物用量或停药。

(5)如果近期需要做外科或牙科手术,请告知医生目前正在使用华法林。

37. 用导管射频消融术治疗房颤效果如何?

这种手术属微创介入治疗,不需要开刀,仅将很细的导管通过静脉穿刺送到心房,局部释放射频电流,使病变的心肌细胞坏死,阻止异常电信号的传递,从而达到治疗房颤的目的。相对传统的药物治疗而言,导管射频消融术给患者带来了根治房颤的新希望。

（1）适应证：一般来说，只要是频繁发作，难以忍受房颤时的症状，药物治疗欠佳，严重影响生活质量且没有手术禁忌证的患者都可以进行射频消融治疗。

（2）手术成功率：①典型的阵发性房颤者，成功率可达到80%左右；②持续性房颤、心脏结构大致正常者，成功率为60%~70%；③房颤持续时间长，心房大，有房颤相关性疾病者，成功率会下降；④术后有可能再复发，需要二次手术。

38. 冷冻球囊射频消融术有什么优点？（视频：冷冻球囊射频消融术）

冷冻球囊
射频消融术

在欧洲从2014年开始冷冻球囊射频消融术已经批准用于治疗持续性房颤，但目前在美国和中国，这项技术的适应证建议用于阵发性房颤。其优点是：

（1）消融时导管的接触、稳定性好，消融效果好。

（2）组织损伤小，各种并发症少。

（3）内皮破坏程度低，血栓形成发生率低。

（4）无心脏穿孔、心包填塞等严重并发症。

（5）消融后肺静脉无狭窄。

39. 导管射频消融术后都需要注意什么？（视频：射频消融术后活动指导）

射频消融术
后活动指导

（1）若穿刺股静脉，穿刺侧肢体需要制动6~8小时，卧床24小时；若穿刺股动脉，穿刺侧肢体需要制动24小时，24小时后可正常活动。但在1周内均应避免举重物及下肢过度用力。

（2）术后有时需要服用华法林或阿司匹林，具体服用方法严格遵从医嘱。服药期间要注意识别药物引起的不良反应，若有不适及时就诊。

（3）因手术部位的炎症、水肿及术后心房肌存在顿抑，心房功能也许不能马上恢复，术后3个月内可能还有心悸或短阵的房颤感觉，这种现象较为常见。

（4）术后定期复查，如果出现房颤，记录下每次房颤发作的持续时间。

（5）在生活及饮食上可以和以前一样，散步、游泳、骑车等，但是不要过度劳累。术后3周内应避免食用过硬、过热食物，避免造成食管损伤。

（6）有以下情况建议去看医生：穿刺部位持续疼痛；局部瘀斑或肿胀加重；3个月后房颤复发或反复感到心悸等不适。

认识心脏
起搏器

40. 什么是心脏起搏器？（视频：认识心脏起搏器）

心脏起搏器是用一种形式的电脉冲刺激心脏，使之按一定频率有效收缩的一种植入式电子装置，由脉冲发生器和电极导线组成，对心律失常的治疗康复有良好的效果。随着医学的发展，心脏起搏器经历了固定频率型（1958年）、P波同步型（1963年）、心室按需型（1966年）、房室顺序按需型（1969年）及全能型（1977年），20世纪80年代心脏起搏器向轻量化、小型化、长寿化发展，目前其厚度可达10毫米，重量仅40克，寿命10年，并且增加体外程控调节和参数遥测功能。20世纪90年代心脏起搏器向综合型发展，即不仅有起搏功能，而且有除颤和抗心动过速功能，还具有丰富的程控与遥测功能。

41. 心脏起搏器的种类有哪些？

临床上根据使用时间将起搏器分为临时起搏器和永久起搏器两种；根据起搏器功能又分为一般起搏器和自动除颤功能的起搏器；根据电极导线植入的部位分为单腔、双腔、三腔起搏器。

42. 什么情况下安装临时起搏器？

临时起搏器是一种临时性或暂时性人工心脏起搏器，起搏电极线送入患者右心室，起搏器放置在体外，一般用于临时处理患者的不良情况，如患者需要手术，而其心率状况较差，或急诊抢救等情况。其安装便利迅速，几分钟即可到位，可作为临时过渡化解风险的有效措施，起搏电极放置时间一般最长不超过4周。

通常安装临时起搏器的目的：治疗有威胁生命的心律失常；作为某些临床诊断心电生理检查的辅助手段，例如判断窦房结功能，房室结功能、评估预激综合征、折返性心律失常、抗心律失常药物的治疗效果；还可用于预期术中出现明显心动过缓的高危患者和起搏器依赖的患者，在更换新的心脏起搏器时,术中临时性支持起搏。

43. 安装临时起搏器后有哪些注意事项?

(1)卧床休息:为避免电极脱位,采用锁骨下静脉或颈内静脉穿刺的患者可将床头适当抬高。采用股静脉穿刺者,每2小时要做下肢的被动按摩以防止下肢深静脉血栓的形成。

(2)保持起搏导线的固定:临时起搏导线要牢固,严密交接班,预防电极松动及脱落。

(3)预防起搏器设定参数的非正常变异:起搏参数设定完毕后,应将透明盖合起简单固定,防止无关人员因为好奇而随意调节,造成不必要的意外情况。

(4)备好备用电池:医务人员要注意临时起搏器低电压报警,及时更换电池。

(5)预防感染:保持穿刺处敷料及周围皮肤清洁干燥,医务人员会定时更换敷料,并给予抗感染药物应用。

(6)合理饮食:多食高蛋白、高纤维、低脂易消化饮食,促进伤口愈合,保持大便通畅,卧床期间最好不要饮用牛奶和易产气的食物,以免引起腹胀。

44. 什么是永久起搏器?

永久起搏器植入术是指将人工植入心脏起搏器(脉冲发生器和电极导线),通过导线和电极用特定频率的脉冲电流刺激心脏,代替心脏的起搏点带动心脏搏动的治疗方法,它是治疗不可逆的心脏起搏传导功能障碍的安全有效的方法,特别适用于治疗重症慢性心律失常等相关疾病。永久心脏起搏器以植入埋藏式起搏器的方式进行人工心脏起搏,达到持久起搏作用。因病情不同,安装起搏器的类型不同,使用时间长短也不同,一般情况下,功能越简单的起搏器使用年限越长,带除颤功能的起搏器使用年限较短,近年来有生产厂家研制出大功率电池的起搏器可适当延长更换时间。

45. 为什么要安装永久心脏起搏器?

人体各脏器的生理功能,必须靠心脏维持心跳,保证所需新鲜血液的供应才能完成。正常心跳频率为 60～100 次/分,若心跳频率过低(<40 次/

分），影响心脏供血就需安装起搏器。安装起搏器后，可使过缓的心率提高到所需的频率，从而保证心脏正常工作。

46. 哪些人需要安装永久心脏起搏器呢？

永久心脏起搏器适应证主要是症状型心动过缓。所谓症状型心动过缓是指心率过于缓慢，导致心排血量不足及重要器官与组织灌注不足而引起的一系列症状，特别是脑供血不足引起的症状，如晕厥发作、近似晕厥、黑矇，以及慢性充血性心力衰竭，疲乏，体力活动耐量下降及频发室性早搏等。有如下情况就需要安装起搏器治疗。

（1）病窦综合征伴阿-斯综合征（晕厥）发作。

（2）病窦综合征虽无阿-斯综合征（晕厥）发作但有明显心率慢相关症状如心绞痛、心衰影响正常工作、生活者。

（3）慢-快综合征：心脏停搏大于 3 秒，或病情需要必须使用某种药物，而该药物可引起或加重心动过缓并产生症状者（如劳力性心绞痛需口服 β 受体阻滞剂）。

（4）房室传导阻滞或室内三分支阻滞伴有阿-斯综合征或类似晕厥发作；有症状的任何水平的永久性或间歇性高度和三度房室传导阻滞。

（5）颈动脉窦过敏，有晕厥发作史，心脏停搏大于 3 秒者。

（6）随着技术的进步，目前针对心脏扩大、心衰且左右心室收缩明显不同步的患者可植入三腔起搏器（CRT）来恢复心室同步运动、改善心衰症状。

（7）针对部分快速型心律失常如致命性室性心动过速及心室纤颤可植入自动复律除颤器（ICD）来预防猝死、挽救生命。

47. 什么是 ICD 和 CRT？

植入型心脏转复除颤器（implantable cardioverter defibrillator，ICD），是一种能终止危及生命的室性快速心律失常的多功能、多程控参数的电子装置，可对快速心律失常进行检测并能分层治疗，如有室速、室颤发作史的患者、不可预防性心脏猝死（Burugarda）综合征或有潜在猝死风险的患者，需要安置 ICD。

心脏再同步化治疗（cardiac resynchronization therapy，CRT），又称双心室

起搏,是心力衰竭治疗史上一个里程碑式的突破,如有心脏扩大、心衰且左右心室收缩明显不同步的患者,可进行 CRT 治疗。

48. 安装起搏器要开胸吗?

安装心脏起搏器是不需要开刀的,在局麻下穿刺静脉血管,一般是将电极导线经锁骨下方的静脉插入,在 X 射线透视下,将其送入预定的心腔起搏位置,固定并检测。然后在胸部皮下埋入与电极导线相连接的起搏器,缝合皮肤,手术即可完成,手术创伤很小,但对手术中的环境要求比较高。

49. 永久起搏器植入术后需要注意什么呢?（视频:起搏器携带者日常生活）

起搏器携带者日常生活

(1)永久起搏器植入术后需卧床休息,根据所选择电极种类不同,卧床时间稍有不同,一般主动电极 24 小时,被动电极 72 小时(在医生指导下可适当翻身),卧床期间可食用易消化、营养丰富的食品,不宜食用鸡蛋、豆制品等易胀气食物。

(2)保持起搏器植入囊袋周围皮肤清洁干燥,一般术后伤口 7 天拆线。2 周以后可以洗澡,洗澡时不要揉搓起搏器植入部位的皮肤。

(3)如感觉伤口局部疼痛、红肿,应立即到医院检查。

50. 永久起搏器植入术后术侧肢体如何进行锻炼?

(1)术后第 1 天:卧床,可进行握拳运动,手部轻轻握、张开交替以防止手部关节僵硬。

(2)术后第 2 天:肘部进行屈伸运动,保持肘关节功能活动肘关节不能外展。

(3)术后第 3 天:站立位,术侧上肢外展与身体纵轴呈 30°进行肩部功能锻炼。

(4)术后第 4 天:站立位,术侧上肢外展与身体纵轴呈 60°进行肩部功能锻炼。

(5)术后第 5 天:站立位,术侧上肢外展与身体纵轴呈 90°进行肩部功能锻炼。

（6）术后第 6 天：站立位，术侧上肢以肩为轴，进行旋前再旋后运动加强肩关节各方向活动功能，也可进行"爬墙"运动。

（7）术后第 7 天：站立位，术侧上肢抬起从同侧耳部、枕部摸向对侧，全方位活动肩关节。

（8）术后 3 个月内应避免起搏器一侧的上肢剧烈活动，避免高举手臂和提取重物，日常活动（如洗漱、吃饭等）是没问题的；安装起搏器 3 个月后在体力允许的条件下，可以进行游泳、跑步、跳舞、外出旅行等活动。

51. 起搏器植入术有危险吗?

不仅仅是植入起搏器，其他任何穿刺或手术都可能有危险，也可能导致并发症。但起搏器植入是一项很成熟的介入手术，只要做好充分的术前准备，术中严格无菌操作，以及做好术后的护理，其并发症发生率非常低。心脏起搏器植入术常见的并发症有出血与感染、电极脱位、起搏器综合征等。

52. 心律失常患者的预后如何?

心律失常患者预后与心律失常本身及其有无器质性心脏病有关。一般情况下，发生于无器质性心脏病基础上的心律失常，治愈后预后很好，与正常人无异；若合并有其他心血管疾病，尤其是伴心功能不全或急性心肌缺血者，若症状不能及时有效控制，预后较差。

53. 心律失常患者在饮食方面应注意什么?

不伴其他心血管疾病的单纯心律失常，饮食没有禁忌。若合并有冠心病、高血压、风湿性心脏病、心肌病等情况的患者，在饮食中应避免能够引起高血压、动脉硬化等促使病情进展及加重的食物，同时还应限制热量供给，降低肥胖者的体重，减轻心脏负担。具体方法如下。

（1）身体肥胖者限制热量摄入，一般热量为 105 ~ 147 焦耳（25 ~ 35 卡）/（千克·日），限制高脂肪高胆固醇食物的摄入，如动物内脏、动物油、肉类、蛋黄、螃蟹、鱼子等。

（2）心力衰竭及血压高时，限制蛋白质摄入，一般按 1.0 ~ 1.5 克/（千克·日）供给。

（3）应多吃富含 B 族维生素、维生素 C 及钙磷的食物，以维持心肌的营养和脂类代谢。应多食用新鲜蔬菜及水果,以供给维生素及无机盐,同时还可防止大便干结。

(4)禁食刺激心脏及血管的物质如烟酒、浓茶、咖啡及辛辣调味品。

(5)有水肿和心衰的患者限制盐及液体的摄入。

(6)应少食多餐,避免过饥过饱,尤其饮食过饱会加重心脏负担,加重原有的心律失常。

54.心律失常最严重的表现是什么?

心脏性猝死是恶性心律失常最严重的表现,患者突然意识丧失、脉搏消失、呼吸停止,随即很快死亡。如果目击者发现患者出现上述部分信号,不要迟疑,要立即寻求帮助。心脏性猝死是一种紧急医疗状况,须立即就地抢救并尽快拨打120急救电话,120指挥中心会第一时间指导您实施部分急救措施。在心脏性猝死的救治中,电除颤是终止恶性心律失常、挽救患者生命的唯一有效方法,没条件电除颤的要就地心肺复苏,有效的心肺复苏可以维持患者的血液循环,保证组织器官血液与氧气的供应,为进一步抢救赢得时间。

55.心律失常发生哪些症状应及时就诊?

(1)心悸:心搏异常明显时感觉心脏怦怦地搏动或前心有空落落的感觉。

(2)胸闷:胸部有无法描述的不适感觉或感觉有石头压在胸口。

(3)气短:情绪紧张和剧烈运动后发生心律失常时,原有呼吸节奏不能保证氧供,就可能有呼吸不顺畅的感觉。

(4)眩晕:脑部对血液的供应非常敏感,如果你感到眩晕,可能是脑部供血不足。

(5)虚弱或疲劳:无论是肌肉,还是支配肌肉的神经,都需要血液的供养,如果供血不足,就会感觉身体乏力,易疲惫。

(6)晕厥:当发生晕厥时一定要检查心脏的搏动是否正常。

56.心律失常患者应如何自测脉搏?

测量脉搏是生活中判断心律、心率的最基本的方法,绝大多数成年人基本上都会"摸脉搏",当发生了心律失常,自测脉搏时应注意以下问题。

（1）测脉搏前患者情绪应稳定,避免过度活动及兴奋,如刚活动结束或情绪激动,应休息 20 min 后再测。

（2）测脉搏时应使用示指、中指、无名指指端轻按于桡动脉处,压力的大小以清楚触到搏动为宜,不可用拇指诊脉,以免拇指小动脉搏动与患者脉搏相混淆。

（3）检查脉搏时,应注意数脉搏每分钟搏动多少次,脉搏搏动是否整齐规律和强弱均匀。

（4）偏瘫患者测脉搏不宜选择患侧肢体,以免影响测量结果的准确性。

57. 心律失常有什么风险?

一般认为,心律失常是中老年人的疾病。但随着生活节奏加快、工作压力和劳动强度增大,许多青年人也会出现心律失常。无基础性心脏病,不伴随心率、血压改变的心律失常通常无生命危险,而且并不是所有心律失常都需要治疗,偶尔出现轻度心悸,或出现早搏现象,多与情绪紧张、喝浓茶、喝浓咖啡、饮酒或睡眠不足等原因有关,对健康影响不大,通过生活调整即可恢复。如果有基础性心脏病,则应该积极针对病因进行治疗。以下情况,应该引起重视。

（1）发生了心律失常,同时出现晕厥和抽搐,是因为突然发作的严重的致命性心律失常导致心脏泵血量在短时间内锐减,产生严重脑缺血、神志丧失和晕厥等症状,严重者可导致心脏性猝死。

（2）房颤患者如果没有规范的抗凝治疗,脑卒中发生率比健康人高 5 倍,血栓栓塞事件发生率也为正常人的 5 ~ 17 倍。因此,房颤患者即使没有血压改变和日常生活受影响的情况,也要及时到医院就诊。

58. 心律失常患者生活中应该注意哪些问题?

（1）保持积极乐观的心态,心胸开阔,除了严重的心律失常以外,一般大多数心律失常患者能够正常生活、学习和工作。早发现、早治疗,心律失常是能够被控制的。

（2）积极治疗合并的基础心脏疾病,避免诱因,按时服药。

（3）合理安排休息与活动。心律失常患者宜适当地做些锻炼，如种花、散步、打太极拳、做保健操、练气功等。只有合并严重器质性心脏病的患者才应长期休息。

（4）随季节、气候变化调整生活起居。在气候变化大，季节交替的时候要采取措施，预防感冒，以免加重病情。

（5）注意合理安排饮食，戒烟、禁酒。

（6）养成良好的排便习惯，避免因为便秘而发生意外。

（7）定期到医院复查有关项目，合理调整用药。

59. 房颤患者生活中需要注意什么？

房颤患者在生活中应注意以下几点。

（1）戒烟，禁酒。

（2）限制或不用含咖啡因的物质，如茶、咖啡、可乐及一些非处方药。

（3）树立健康的人生观，时刻保持愉悦的心情，心境平和，乐观开朗，避免情绪激动。

（4）生活作息有规律，避免熬夜。

（5）长期服用华法林类抗凝药物的患者，要谨慎服用抗生素、某些止咳药或感冒药，因这些药物有可能会影响华法林的效果，还有可能含有刺激成分，导致不规则心律的发生。同时避免进食含维生素 K 的食物，以免降低华法林效果。服用前应当询问医生或阅读说明书，看是否适合自己。

60. 安装永久起搏器后需要定期复查吗？

在您植入起搏器后，医生要定期检查起搏器的工作状况和生理参数。为了保证起搏器的正常工作，请您一定要定期检查：术后 1、3、6 个月及以后每半年（或 1 年）需回到医院进行起搏器程控随访，由于起搏器是由电池驱动的，故有一定的使用年限，使用年限的长短取决于起搏器的种类、型号，患者的个体差异以及设定的程序等，故起搏器植入超过 6～7 年应根据情况加强随访频率。接近更换期的起搏器应每 1 个月检查一次。

61. 外界环境对起搏器功能有影响吗？

能感知自主心电信号和被其抑制或触发是设计起搏器的原理，但一些外界具有类似特性的信号在某些情况下可干扰起搏器的功能,影响起搏器的正常工作。

62. 安装永久起搏器后可以坐飞机吗?

植入起搏器后乘坐飞机没有限制,但机场的安检装置可能会影响起搏器的功能,引起头昏、心跳异常等,且通过安检时,金属探测器会探测到您体内的起搏器,发出警报,所以请您在安全检查前向有关人员出示起搏器植入卡。

63. 安装永久起搏器后可以乘坐交通工具或开车吗?

植入起搏器后,乘坐汽车、火车是没有限制的。但要避免安全带对起搏器的压迫。乘坐摩托车时,可能会使心跳加快,应尽量避免。驾驶汽车没有特别限制,但千万不要靠近发动机。

64. 安装永久起搏器后可以使用手机吗?

手机对心脏起搏器可能有潜在的干扰,在接收或拨打电话时可能会干扰起搏器信号。建议安装起搏器的患者至少保持移动电话和起搏器装置之间的距离为15厘米,不要将手机靠近起搏器(即衬衫口袋),在手机通话时应使用植入起搏器对侧的耳朵。

65. 哪些电磁设备对起搏器有影响?

电磁设备会干扰起搏器,其功率越大,对起搏器的干扰越大,反之则影响越小(具体影响情况见表2-2、表2-3)。

表2-2　家庭生活或日常工作中常见的设备

没有影响	靠近时有影响	严重影响不可靠近
电视或收音机、吸尘器、电吹风、电熨斗、洗衣机、电烤箱、传真或复印机、按摩椅、摩托车、助听器、音响、汽车、耳机、电脑、冰箱	微波炉、手机、电焊机、金属探测仪、手持电钻机、大功率对讲机	磁铁、发电机、高压设备、大型电动机、雷达广播天线、有强磁场的设备

表2-3　医疗设备对起搏器的影响

没有影响	有影响，可采取保护措施	有影响,应避免
超声检查、核医学检查、肺灌注/通气扫描、CT、X射线检查、心电图	电针治疗仪、电休克治疗、超声洗牙机、体外震荡碎石机	电刀、电除颤(除颤时注意避开起搏器10厘米以上)、电烙器、放射治疗、高/低频治疗仪、短波/微波透热治疗

66. 装了起搏器能做磁共振吗?

若在过去,装了起搏器是不能做核磁检查的,但现在随着起搏器技术的不断发展,抗核磁心脏起搏器植入后,患者可以行核磁检查,但在做磁共振时,请提前告知检查医生。

67. 起搏器受到干扰时会出现什么症状?

起搏器受到干扰不能正常工作时,您可能会出现心悸、头晕、乏力,甚至晕厥,或者您觉得又出现了植入起搏器前的一些症状。如果这种症状在脱离干扰后仍不消失,请尽快与您的医生联系或前往医院就诊。

68. 起搏器会突然停止工作吗?

一般不会。起搏器是一台精密的微型电脑,当检测发现起搏器电量不足,达到警戒线时,所剩余的电量仍可保证起搏器工作6个月,这就使得我们有充足的时间发现并及时更换起搏器。

69. 安装永久起搏器后如何自测脉搏?

触摸脉搏可以间接地检查起搏器的功能,甚至可及早发现电池耗竭前起搏器的工作状态。应每天清晨醒来或静坐15分钟后测脉搏,连续1周以上,每日脉搏比以前慢了6次或以上,应立即到医院就诊。提醒:患者要随身携带起搏器识别卡。

（王寒秋　王焕东　孙晓燕　郅　慧　申成兰

王荃声　兰云霞　张玉英　张　娟　刘　俊）

（四）心脏瓣膜病

心脏瓣膜

1. 什么是心脏瓣膜？（视频：心脏瓣膜）

如果把人的心脏看作是一座房子，正常的心脏应该是一栋两户人家合建的双拼别墅，左边的那户叫左心，右边的叫右心。楼上的房间叫"房"，楼下的为"室"。左心连接房和室的是一扇两页门，也就是二尖瓣，而右心的则是一扇三页门连接房和室，医学名词叫三尖瓣，楼上的两房之间的墙叫房间隔，楼下的两室之间的墙叫室间隔，正常情况下，这两堵墙是各不相通的（图2-4）。

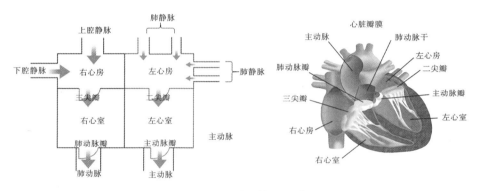

图2-4 心脏结构及瓣膜

我们先来说一说二尖瓣，它位于左心房与左心室的交通口上，在心室舒张期时，二尖瓣就会打开门，允许左心房内的血液流入左心室内，在心室收缩期时，二尖瓣则会关上门，以阻止左心室内的血液反流至左心房内。

其次是三尖瓣，它如同一个单向活门，保证血液由右心房流向右心室，并保证通过一定的血流量。当右心室收缩时，挤压心室内血液，血液冲击瓣膜，三尖瓣则会处于关闭状态，使血液不能倒流入右心房。

肺动脉瓣位于右心室和肺动脉之间，在心脏收缩期时，肺动脉瓣的开放使右心室的血流通过肺动脉瓣口进入肺动脉，而后进入肺循环系统。

主动脉瓣位于左心室和升主动脉之间，在心脏收缩期时，主动脉瓣的开放使左心室的血流通过主动脉瓣口进入升主动脉，而后进入体循环系统。

2.什么是心脏瓣膜病？

心脏瓣膜病，是指人体心脏的瓣膜发生了风湿、退行性改变或者急性外伤，导致心脏瓣膜狭窄或者关闭不全等一系列表现的心脏病。

这种定义是一个比较宽泛，比较笼统的概念，因为我们人体共有四组瓣膜，包括二尖瓣、主动脉瓣、三尖瓣和肺动脉瓣（图2-5），这四组瓣膜都可以发生狭窄或者关闭不全，或者既有狭窄又有关闭不全，这些统称为心脏瓣膜病。心脏瓣膜病在我国是一种非常普遍的心脏疾患，心脏瓣膜生长在心房和心室之间、心室和大动脉之间，起到单向阀门的作用，帮助血流单方向运动，瓣膜如果出现了病变就会影响血流的运动。现在随着人口老龄化加重，老年性瓣膜病也越来越常见，不但威胁生命安全，还影响患者的生活质量。

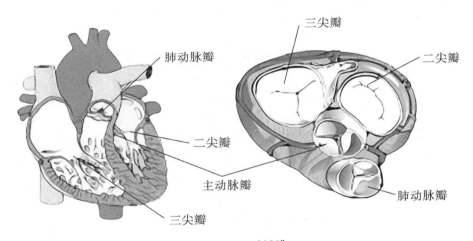

图2-5　心脏瓣膜

3.心脏瓣膜病常见分类有哪些？

如果心脏瓣膜的开放和关闭出现问题，导致血液向前流动受阻，或出现不正常的反流，就会引起心脏负担加重，心脏扩大，最终导致心力衰竭。一般情况下，心脏中二尖瓣和主动脉瓣的作用最大，故它们也最容易发生病变。

（1）二尖瓣狭窄是指二尖瓣瓣膜增厚，瓣膜口缩小，不能充分开放，导致血流通过障碍。大多数由风湿性心内膜炎反复发作引起（图2-6）。

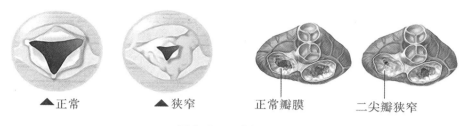

▲正常　　　▲狭窄　　　正常瓣膜　　　二尖瓣狭窄

图2-6　二尖瓣狭窄

（2）二尖瓣关闭不全是指二尖瓣瓣膜增厚、变硬、弹性减弱或消失、瓣膜卷曲、缩短，腱索增粗、缩短，有时瓣膜穿孔、破裂或钙化引起二尖瓣环（就像门的门框）扩张致二尖瓣口关闭不全。大多数是风湿性心内膜炎的后果。二尖瓣关闭不全也是常见的慢性瓣膜病，常与二尖瓣狭窄同时出现。

（3）主动脉瓣关闭不全主要由主动脉瓣疾病引起，病变致使瓣膜增厚、变硬、缩短、弹性减弱或消失，引起瓣膜环扩张，致使主动脉瓣关闭不全（图2-7）。

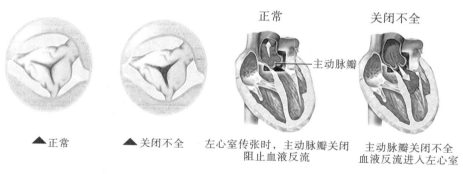

▲正常　　　▲关闭不全　　　左心室传张时，主动脉瓣关闭阻止血液反流　　　主动脉瓣关闭不全血液反流进入左心室

图2-7　主动脉瓣关闭不全

（4）主动脉瓣狭窄主要是慢性风湿性主动脉瓣膜炎的后果，常与风湿性二尖瓣病变合并发生。

4. 心脏瓣膜病的病因有哪些？

心脏瓣膜病是我国一种常见的心脏病，那么引起心脏瓣膜病的原因都有哪些呢？心脏瓣膜病的病因很多，大致可分为风湿性、退行性、感染性和其他可累及瓣膜的病因。

（1）风湿性瓣膜性心脏病：风湿病是一种与 A 组 β 溶血链球菌感染有关的变态反应性疾病。病变最常累及心脏、关节和血管等处，以心脏病变最为严重。其活动期抗链球菌溶血素抗体"O"滴度升高，红细胞沉降速率加快，白细胞增多，心电图显示 P-R 间期延长等表现，称为风湿热。风湿热病变可呈急性或慢性发作，急性期过后常造成轻重不等的心脏病变，可遗留心脏瓣膜病变，从而形成风湿性瓣膜性心脏病。多见于 20～40 岁的成人，多累及二尖瓣，其次是主动脉瓣，也可同时累及二尖瓣、主动脉瓣和三尖瓣，累及肺动脉瓣的很少见。

（2）退行性瓣膜性心脏病：60 岁以上的老年人易出现瓣膜钙化，表现为瓣膜增厚、变硬、变形、钙盐沉积等，导致瓣膜狭窄或关闭不全。多数患者首先累及主动脉瓣，也可见于二尖瓣退行性关闭不全或狭窄。

（3）感染性疾病：如感染性心内膜炎可破坏瓣膜结构，造成血液反流，导致瓣膜性心脏病。

（4）其他疾病：如冠心病、外伤性腱索断裂等疾病也可导致瓣膜性心脏病。冠心病是心脏瓣膜病的一个重要原因，当冠心病导致心脏扩大、移位或乳头肌缺血时可造成二尖瓣相对关闭不全。外伤造成的腱索断裂，可造成急性重度二尖瓣反流。

5. 心脏瓣膜病的常见症状有哪些?

心脏瓣膜病的症状和表现主要有：活动后出现胸闷、心慌、气急，这是最常见的症状；有时表现为乏力、头晕、多汗、胸痛、咳嗽、咯痰、进食后腹胀、下肢水肿；到后期严重的，会出现夜间不能平卧甚至端坐呼吸等。常规体检中多数可以发现心脏杂音，但确诊需要进行心脏彩超检查。

（1）二尖瓣狭窄：早期轻度的二尖瓣狭窄大多没有明显的症状，一旦发生左心衰竭时，可出现呼吸困难（劳力性呼吸困难、夜间阵发性呼吸困难、急性肺水肿）、咳嗽、咳痰、咯血、倦怠、发绀等表现。发生右心衰竭时可出现颈静脉怒张、肝大伴压痛、下肢可呈凹陷性水肿等症状。

（2）二尖瓣关闭不全：二尖瓣关闭不全可无明显的症状。较重的患者，可能会出现左心功能不全的表现，如劳力性呼吸困难、夜间阵发性呼吸困难等，有时也可出现右心衰竭的症状。当心脏射血的能力降低时，患者会感到倦怠、心悸和乏力。

（3）主动脉瓣狭窄：中度至重度狭窄时，心脏射血的能力降低，会造成心肌供血不足，可出现心绞痛、劳力性呼吸困难、疲乏无力，以后也可能会发生头晕、晕厥、心绞痛、左心衰竭。少数人易发生猝死，主要因并发冠状动脉血栓，导致高度房室传导阻滞（房子里的电路受到阻碍）诱发心室颤动或停搏所致。

（4）主动脉瓣关闭不全：与主动脉瓣狭窄相比，主动脉瓣关闭不全发生较早，但常伴有不同程度的狭窄。轻度患者可维持 20 年以上而不发生肺淤血，因此常无明显症状。晚期，当出现左心衰竭和肺淤血时，可发生心绞痛，最后也可出现右心衰竭的表现。

6. 心脏瓣膜病有哪些治疗方法？

（1）药物治疗：轻度的瓣膜性心脏病可以用药物改善症状，但药物无法逆转已经受损的瓣膜结构。

（2）介入治疗：二尖瓣狭窄、主动脉瓣狭窄及关闭不全，目前可以通过介入的方法行瓣膜成形或置换术。

（3）外科手术治疗：所有重度狭窄或关闭不全的瓣膜病，达到手术指征均可实施外科手术，行瓣膜成形或置换术（图 2-8）。

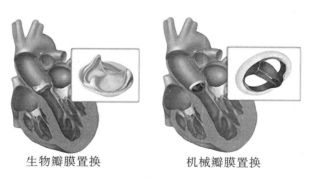

生物瓣膜置换　　　　　机械瓣膜置换

图 2-8　心脏瓣膜病的治疗

人工心脏
瓣膜种类

7. 人工心脏瓣膜有哪些种类？（视频：人工心脏瓣膜种类）

瓣膜置换手术中使用的人工心脏瓣膜主要有两种：生物瓣膜和机械瓣膜（图 2-9）。

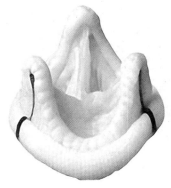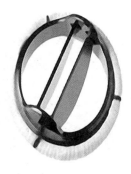

生物瓣膜　　　　　　　机械瓣膜

图2-9　人工心脏瓣膜

生物瓣膜有同种瓣和异种瓣,异种生物瓣主要来源于猪主动脉瓣和牛心包瓣,这种生物瓣膜更加接近人体自身的瓣膜;而机械瓣膜则是由碳或其他材料制成的。两者各有优缺点(表2-3)。

表2-3　生物瓣膜与机械瓣膜的区别

瓣膜类型	抗凝生物	使用寿命	适用人群
生物瓣膜	不需要终身服用抗凝药物	不耐久,一般使用寿命15年左右	一般适用于65岁以上的老年患者以及有生育要求的年轻女性
机械瓣膜	需要终身服用抗凝药物(华法林)	使用寿命长,可以终身使用而无须更换	均可选择

8. 治疗主动脉瓣狭窄有哪些方法?

目前治疗主动脉瓣狭窄的方法有内科介入、外科手术治疗。内科介入治疗有经皮球囊主动脉瓣成形术、经皮主动脉瓣置换术。外科治疗方法是在体外循环下主动脉瓣置换术。每一种治疗方法有相应的适应证,具体需要根据患者的情况,由专业医生做综合判断(图2-10)。

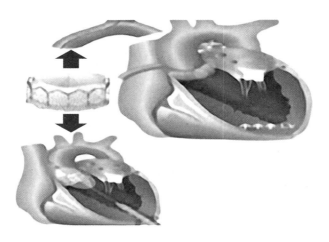

图 2-10　主动脉瓣狭窄的治疗

经导管主动
脉瓣置换术

9.什么是经导管主动脉瓣置换术?（视频:经导管主动脉瓣置换术）

经导管主动脉瓣置换术(TAVR)是一种微创主动脉瓣膜置换手术,是通过介入导管技术,将人工心脏瓣膜输送至主动脉瓣位置,从而完成人工经导管主动脉瓣置换术。

10.哪些患者适合做经导管主动脉瓣置换术?

高龄患者,病史长、心功能较差患者,有糖尿病、肺功能不全、肾功能不全、消化道疾病等合并症不适合外科手术置换主动脉瓣的患者,均首选TAVR手术置换主动脉瓣。

11.经导管主动脉瓣置换术的优势有哪些?

与传统开胸体外循环下主动脉瓣置换术相比,TAVR手术避免了传统主动脉瓣置换手术需要开胸,体外循环,心脏停跳等危险因素,大大降低了手术风险。患者术后不会有较大的伤口,一般仅有腹股沟或其他穿刺部位很小的穿刺点。且手术中麻醉时间很短,患者感受良好。一般术后第二可下床活动,术后住院 3～5 天即可痊愈出院。

12. 什么是经导管主动脉瓣成形术?

经导管主动脉瓣成形术指经股动脉逆行将球囊导管推送至主动脉瓣,用生理盐水与造影剂各半的混合液体充盈球囊裂解钙化结节,伸展主动脉瓣环和瓣叶,解除瓣叶粘连和分离融合交界处,减轻狭窄和症状。其优点是无须开胸、创伤小、耗资低等。

13. 经导管主动脉瓣成形术适应证有哪些?

主要治疗对象为高龄、心力衰竭等手术高危患者,用于改善左心室功能和症状。适应证包括:①严重主动脉瓣狭窄的心源性休克者;②严重主动脉瓣狭窄需急诊非外科心脏手术治疗,因有心力衰竭而具极高手术危险者,作为以后人工瓣膜置换的过渡;③严重主动脉瓣狭窄的妊娠妇女;④严重主动脉瓣狭窄,拒绝手术治疗的患者。

14. 什么是经导管主动脉瓣置换术?

随着医疗技术水平的提高,新业务、新技术也不断开展。对瓣膜病的治疗已经不局限于外科手术这一种方式,不开刀在介入下,也能进行瓣膜成形甚至置换术。经导管主动脉瓣置换术是一种全新的微创瓣膜置换技术,由于它不像外科手术一样将瓣膜置换出来,所以又被称为经导管主动脉瓣植入术。在 X 射线引导下,通过导管进入主动脉瓣口,或从心尖部插管放入一个人工瓣膜,恢复瓣膜功能,这种方式不需要缝合,是一种新技术。手术无须开胸,因而创伤小、术后恢复快。

15. 经皮主动脉瓣置换术的适应证有哪些?

目前经皮主动脉瓣置换术(TAVI)技术还主要是针对高龄、高风险等不能耐受常规开胸及体外循环的患者,一般患者的年龄大于 70 岁、有慢性肺部疾病、贫血、肿瘤、肾功能不全等外科手术禁忌证的患者。

16. 什么是经皮球囊二尖瓣成形术?

经皮球囊二尖瓣成形术(percutaneous balloon mitral valvuloplasty,PBMV)是利用球囊扩张的机械力量使粘连的二尖瓣叶交界处分离,以缓解瓣口狭窄程度,是一种不用开刀、采用导管方法治疗二尖瓣狭窄的技术。它是通过一个导管,经过股静脉进入右心房,穿刺房间隔,然后送入一个较大的导管和球囊,将球囊经过房间隔的穿孔部位送入左心房,再经过二尖瓣的开口送入左心室,扩张球囊,通过球囊对粘连和狭窄的二尖瓣进行撕开,达到扩张二尖瓣口的目的。理论上,这种方式产生的结果同早年采用外科手术器械对二尖瓣的扩张作用相似,但由于不需要开胸手术,这种方法在合适的患者中可以取得良好的效果,患者可通过该手术推迟接受传统手术的时间。

17. 经皮球囊二尖瓣成形术有哪些适应证?

经皮球囊二尖瓣成形术适于单纯的二尖瓣狭窄患者。有症状或有肺动脉高压(静息时大于 50 mmHg,运动时大于 60 mmHg)的中重度二尖瓣狭窄患者,如其二尖瓣无钙化且活动度较好,且无左心房内血栓形成,也可用该法进行干预。但近期(3 个月内)有血栓栓塞史,伴中重度二尖瓣关闭不全、右心房明显扩大及脊柱畸形者不适合此方法。

18. 瓣膜置换后,为什么需要服用华法林?

华法林是一种抗凝药物,能抑制新的血栓形成、血栓脱落和栓塞的发生,有利于清除已经形成的血栓。华法林被广泛应用于人工心脏瓣膜置换术后、房颤、脑卒中再发、深静脉血栓和肺栓塞、糖尿病肾病、心肌梗死的长效抗凝治疗和预防,在口服抗凝药治疗中具有无可替代的地位。瓣膜手术所植入的人工瓣膜或成形环对人体来说毕竟是异物,血液容易在其周围凝固形成血栓,从而影响瓣叶的开放和关闭,使瓣膜功能发生障碍,从而危及生命。而华法林可以预防心脏瓣膜置换术后血栓的形成与进展,保证人工瓣膜的功能正常。

19. 怎样服用华法林?忘记服用,是否可以补服?

每日服用一次(住院期间是每天 20:00 左右服用),晚上同一时间服药。饭前饭后均可。如果忘记服药,之后 4 小时内可以补服,一旦超过 4 小时请勿补服,也不能因忘记服药而在第 2 天加倍用药。请不要随意改变抗凝药物的品牌或停服抗凝药物。

20. 人工瓣膜置换术后抗凝药治疗的时间是多久?

换生物瓣者:手术后只需口服华法林3~6个月。

换机械瓣者:手术后需终身口服华法林。

21. 什么是INR? 为什么口服华法林患者需要监测INR?

INR是国际标准化比值,由凝血酶原时间(PT)和测定试剂的国际敏感指数(ISI)推算出来,采用INR使不同实验室和不同试剂测定的PT具有可比性,便于统一用药标准。华法林是一种抗凝药物,能抑制新的血栓形成、血栓脱落和栓塞的发生,有利于清除已经形成的血栓,但华法林药量不足或过量都会造成严重后果,而且华法林的效果易受很多因素的影响,有易出血的风险,药物用量大了,容易导致出血,用量小了,不能预防血栓,因此必须严格监测INR。

22. INR维持多少正常? 如何通过抽血化验的结果来调整华法林的剂量?

主动脉瓣:INR保持在1.8~2.2。

二尖瓣:INR保持在2.0~2.5。

二尖瓣+主动脉瓣:INR保持在1.8~2.5。

三尖瓣:INR保持在2.5左右。

请根据检验的结果及时与医生沟通,决定华法林是否需要调整用量。

23. 服用华法林期间,若需要做胃镜、纤维镜或拔牙等有创检查或手术时怎么办?

在服用华法林期间,因其他问题需要进行有创检查或手术时,需要提前跟主治医生说明正在服用华法林,若需要停用药物,必须严密监测INR,且检查结束后要马上重新应用。上述检查结束后,如果需要应用抗生素,要提醒主治医生,因为相当一部分广谱抗生素会增强华法林的效果,以免造成出血等风险,并且按照新用华法林的情况严密监测INR。

24. 什么因素可以影响华法林效果？

（1）食物对华法林的影响：生活中，部分含维生素 K 的食物和营养品会影响华法林的抗凝作用，因此，在抗凝治疗时，请注意避免在食用这类食物前后口服华法林，也不要盲目添加营养品。

（2）烟酒对华法林的影响：吸烟与饮酒会加快华法林的代谢，因此患者要尽量戒烟禁酒。

（3）疾病、身体情况的变化对华法林的影响：某些疾病（感冒、发热等）与身体情况的变化（月经）对华法林的疗效也有影响。所以我们建议您如果有什么疾病或身体不舒服，应及时就诊，一定要告诉医生自己正在服用华法林。

（4）部分药物对华法林也有较大的影响。

25. 哪些药物会影响华法林效果？

（1）增强华法林抗凝作用的药物

1）影响维生素 K 吸收的药物：广谱抗生素。

2）与血浆蛋白结合率高的药物：阿司匹林、磺胺类药物等。

3）抑制肝脏 CYP450 酶系活性的药物：大环内酯类抗生素、胺碘酮、别嘌醇、甲硝唑等。

4）增加华法林与受体亲和力的药物：奎尼丁、甲状腺素等。

5）干扰血小板功能的药物：阿司匹林、水杨酸类等。

（2）减弱华法林抗凝作用的药物

1）诱导肝脏 CYP450 酶系活性的药物：苯巴比妥、卡马西平、镇静催眠药等。

2）竞争酶蛋白的药物：维生素 K、口服避孕药和雌激素等。

26. 如何掌握凝血四项的化验时间？

根据您服药的记录单，逐渐延长化验的间隔时间，抽血化验具体方法如下：出院后抗凝化验的间隔为隔日（或隔 2 日）查 1 次；INR 稳定在 1.8～2.2 时可以每周查 2 次；若继续稳定在 1.8～2.2 时每周查 1 次；若 INR 继续稳定每 2 周查 1 次；此后逐渐延长至每月查 1 次，最长间隔最好不要超过 3 个月

（稳定是指连续 3~4 次的 INR 结果都在 1.8~2.2,并且不增加华法林剂量）。

27.瓣膜置换术后,生活上需要注意哪些?（视频:瓣膜置换术后生活指导）

瓣膜置换术后生活指导

（1）关于运动:手术后 3 个月内是患者康复的关键时期。出院后,可以进行散步、轻微的家务活动。3 个月内不可强行劳动,避免扩胸运动,也不要提重物或抱小孩。尽量不要开车。3 个月后,适当增加活动量,但仍应以散步、打太极拳等慢速活动为主。6 个月可恢复一般工作,如若感觉劳累或心慌气短,应立即停止。

（2）关于洗澡:术后 2 周即可洗淋浴,但应注意避免受凉,也不要搓擦伤口,洗澡后应用消毒药水清洁伤口。若发现切口有渗液、红肿等异常症状,应立即去医院就诊。

（3）关于饮食和生活方式:①出院后,可根据个人习惯逐步恢复正常饮食,适当加强营养,以促进伤口愈合;②不能天天吃山珍海味或狂吃补品,而是要多吃瘦肉、鱼、鸡蛋、水果和时令蔬菜等;③不要吃太咸的食物;④限制饮水量,不要进食大量稀饭和汤类等,保持轻微的口渴感为宜;⑤饮食规律,不暴饮暴食;⑥应注意菠菜、白菜、菜花、豌豆、胡萝卜、番茄等含有较丰富的维生素 K,有降低抗凝作用。正常的均衡饮食一般不会有很大影响,长期以这些食物为主食时,有较大影响;⑦戒烟禁酒;⑧保持愉快的心情和乐观、积极的心态,遇事勿激动、少发怒,保证充足的睡眠。

（4）术后 1 年内要避孕,适当节制性生活。

28.瓣膜置换术后,遇特殊情况如何处理?

（1）如果发热或发冷,或身体任何部位感染（例如皮肤感染）,请和主治医生联系。如果感染没有得到控制可引起瓣膜感染。

（2）如果有疲劳（感觉比平常更累）或呼吸急促,可能出现了心力衰竭,请联系主治医生。一般情况下,一年左右复查一次心脏彩超;但如果有特殊情况,及时联系主治医生,根据情况复查,心脏彩超检查是必要的检查手段。

（3）照顾好牙齿,包括刷牙,使用牙线和定期看牙医,因为牙齿上和皮肤创口的细菌进入血液可能导致感染性心内膜炎,病灶存在于人工瓣膜周围的组织,虽然感染影响的范围是有限的,但仍需引起重视。

(4)如果服用抗凝药物,医生会建议避免进行可能容易受伤或流血的运动和活动。

(5)置换人工瓣膜后想要怀孕怎么办？在计划怀孕的时候,就需要和主治医生进行详细沟通。如果服用华法林剂量不是很大,可能不需要停用华法林,但是如果华法林使用剂量较大,可能需要在特定的时间段改为其他的抗凝药物,但是这需要和心脏主治医生和产科医生进行详细的沟通。

（王寒秋　郅　慧　孙晓燕　侯轶梅　张　瑜

樊龙会　王荃声　张玉英　兰云霞）

（五）感染性心内膜炎

认识感染性
心内膜炎

1. 什么是感染性心内膜炎？（视频：认识感染性心内膜炎）

说起感染,大家可能会想到听说过肺炎、急性胃肠炎等,而对于感染性心内膜炎可能会比较陌生。那么,什么是感染性心内膜炎呢？

感染性心内膜炎（infective endocarditis, IE）顾名思义就是一种感染性疾病,但不传染,是心脏内膜表面的微生物感染,一般因细菌、真菌或其他微生物（如病毒、立克次体等）沿着血行途径直接感染心脏瓣膜、心室壁内膜或邻近大动脉内膜引起,伴有赘生物形成。瓣膜最常受累,也可发生在室间隔部位、腱索或心室壁内膜。

2. 感染性心内膜炎的类型有哪些？

感染性心内膜炎一般按照病程、心脏瓣膜的材质等分为以下几种：

（1）根据病程可分为急性和亚急性感染性心内膜炎。

（2）根据瓣膜材质可分为自体瓣膜心内膜炎和人工瓣膜心内膜炎。

（3）其他：静脉药瘾者心内膜炎。

3.什么是自体瓣膜心内膜炎和人工瓣膜心内膜炎?

发生于自体心脏瓣膜上的感染性心内膜炎就叫"自体瓣膜心内膜炎",这部分患者中大部分心脏有基础病变,如室间隔缺损、动脉导管未闭或者自体瓣膜有狭窄或者关闭不全等,但也有少部分患者没有基础病变。还有一种是发生在有植入物的患者身上的,这些植入物多为人工瓣膜,也有起搏器或其他心内植入物,根据植入物的不同,发生于人工瓣膜置换术后,累及人工心脏瓣膜及其周围组织的感染性心内膜炎,称为"人工瓣膜感染性心内膜炎";发生于起搏器术后的感染性心内膜炎称为"起搏器相关感染性心内膜炎"。

4.什么是静脉药瘾者心内膜炎?

静脉药瘾者心内膜炎是指发生于经常静脉注射毒品患者的心内膜炎,尤其是同时伴有人类免疫缺陷病毒(HIV)抗体阳性或免疫功能不全的患者,主要累及右心系统。

5.急性与亚急性感染性心内膜炎表现有何不同?

同样是感染性心内膜炎,为什么有的看起来很重,来势凶猛,有的表现虽不重,但能持续很长时间呢?那是因为感染性心内膜炎有急性和亚急性两种,两者的表现虽有重叠,但也有很大的不同。具体如下。

(1)急性感染性心内膜炎多发生于正常的心脏,常有以下特征:①起病往往突然,伴高热、寒战,全身中毒症状明显;②病程进展迅速,多急骤凶险,数天至数周即可引起瓣膜破坏;③感染常迁移;④病原体主要是金黄色葡萄球菌。

(2)亚急性感染性心内膜炎的特征:①中毒症状轻,有全身不适、疲倦、低热及体重减轻等非特异性症状;②多数起病缓慢,病程数周至数月;③感染迁移少见;④病原体主要是草绿色链球菌,其次为肠球菌。

6.哪些人容易患感染性心内膜炎?

通常情况下,我们的口腔、肠道、呼吸道、尿道等存在很多细菌,这些细菌在我们进食、刷牙及进行口腔或泌尿道等有创手术时可能会进入我们的体内,一般细菌在人体正常防御机制的抵抗下,很容易被清除,所以感染不易发生。但有些时候,比如劳累、情绪低落等免疫力下降时,或者心脏有先天性病变及有植入物(人工瓣膜、起搏器等)存在时,细菌进入血流,就有可能把他们的"家"安在心脏里,并且不断增长、繁殖,加重心脏的破坏,就会引发感染性心内膜炎的发生,所以我们常说抵抗力正常的、无基础心脏疾病、不进行侵入体内的检查和治疗的人不容易得心内膜炎。

那么哪些人群更容易患上心内膜炎呢?

(1)本身有心脏病:如先天性心脏病、心脏瓣膜病、做过瓣膜置换手术、装有心脏起搏器患者等。

(2)抵抗力低下:长期服用激素治疗、艾滋患者等。

(3)静脉药瘾(吸毒)者。

(4)进行侵入性检查和治疗的人群,如透析、拔牙、深静脉置管等。

(5)恶性肿瘤。

(6)严重营养不良。

具备上述情况的患者,要高度注意预防,如果病情进一步恶化并伴有感染症状时,要想到感染性心内膜炎的可能,以免漏诊、误诊。

7. 致病菌是如何进入体内的?

其实,任何感染、创伤、手术都可以使致病菌进入体内。致病微生物可因上呼吸道感染、咽峡炎、扁桃体炎以及扁桃体摘除术、拔牙、流产、泌尿道器械检查、导尿、中心静脉置管、动脉插管、肠道感染、心脏手术等侵入血流,导致菌血症,进而引起心内膜炎。

8. 自体瓣膜心内膜炎会有哪些临床表现?

自体瓣膜心内膜炎常见于有基础心脏病的患者,多出现感染性症状、心脏杂音、栓塞症状、皮肤损害等表现,具体如下。

(1)发热:发热是感染性心内膜炎最常见的症状,除有些老年或心、肾衰竭重症患者外,几乎均有发热。亚急性者起病隐匿,可有全身不适、乏力、食欲缺乏和体重减轻等非特异性症状,体温表现为弛张热,即体温常在 39 ℃以上,波动幅度大,24 小时波动范围超过 2 ℃,体温最低时仍高于正常,常伴有头痛、背痛和肌肉关节痛。急性者呈暴发性败血症过程,高热寒战,常突发心力衰竭。

（2）心脏杂音:80%~85%患者有病理性杂音。

（3）周围体征（皮肤和黏膜有病损）:多为非特异性,近年已不多见,包括以下几种。①瘀点,可出现于任何部位,以锁骨以上皮肤、口腔黏膜和睑结膜常见,病程长者较多见;②指和趾甲下线状出血;③Roth 斑,为视网膜的卵圆形出血斑,其中心呈白色,多见于亚急性感染;④Osler 结节,为指和趾垫出现的豌豆大的红或紫色痛性结节,较常见于亚急性者;⑤Janeway 损害,为手掌和足底处直径 1~4 毫米的无痛性出血红斑,主要见于急性患者。

（4）动脉栓塞:赘生物脱落引起动脉栓塞占 20%~40%,栓塞可发生在机体的任何部位,脑、心脏、脾、肾、肠系膜和四肢为临床所见的体循环动脉栓塞部位。脑栓塞的发生率为 15%~20%。在有房间隔缺损、室间隔缺损、动脉导管未闭等先天性心脏病或右心内膜炎时,肺循环栓塞常见。如三尖瓣赘生物脱落引起肺栓塞,可突然出现咳嗽、呼吸困难、咯血或胸痛等。

（5）感染的非特异性症状:①脾大占 10%~40%,病程大于 6 周的患者多见,急性者少见;②贫血较为常见,尤其多见于亚急性者,有苍白无力和多汗。多为轻、中度贫血,晚期患者有重度贫血。

9. 人工瓣膜心内膜炎的临床表现有哪些?

人工瓣膜心内膜炎的表现不典型,最常累及主动脉瓣,会形成赘生物,常导致瓣膜破裂、瓣周漏、瓣环周围组织和心肌脓肿、术后发热、心脏出现新的杂音、脾大或周围栓塞征、血培养出同一菌种至少 2 次。

10. 静脉药瘾者心内膜炎临床表现有哪些?

静脉药瘾者心内膜炎大多累及正常心脏瓣膜,三尖瓣最常受累,急性发病者多见,主要表现为持续发热、菌血症和多发性感染性肺栓塞。

11. 感染性心内膜炎常引起哪些并发症?

有的时候,疾病并不可怕,可怕的是疾病还会给患者带来其他的并发症,使病情加重。感染性心内膜炎,这个大家并不熟悉的疾病,会引发很多的并发症,不及早或不合理治疗会给患者造成很大的危害,甚至是死亡,该疾病常引起的并发症如下。

（1）心脏并发症：心力衰竭为最常见的并发症，其次可见心肌脓肿，急性心肌梗死，化脓性心包炎，心肌炎等。

（2）细菌性动脉瘤：占 3%～5%，多见于亚急性者。一般见于病程晚期，多无症状。

（3）迁移性脓肿：多见于急性患者。多发生于肝、脾、骨髓和神经系统。

（4）神经系统：无症状的神经系统事件更常见。15%～30% 患者有神经系统受累的表现如：①脑栓塞；②脑细菌性动脉瘤；③脑出血；④中毒性脑病；⑤脑脓肿。

（5）肾脏并发症：大多数患者有肾损害。包括肾动脉栓塞和肾梗死，肾小球肾炎、肾脓肿等。

12. 感染性心内膜炎常需要做哪些检查？

每种疾病在治疗前，都会做一些检查，而每种检查都有不同的作用，这些检查一方面可以明确您得了什么病，程度如何；另一方面也可以指导医生根据您的实际情况采用最佳的治疗方案，感染性心内膜炎也不例外，该病常需要做尿液、血液、免疫学、血培养、心电图、超声心电图、X 射线等检查。

13. 多次抽取血培养有必要吗？

血培养为确诊本病的主要检查手段，反复多次抽取可提高培养的阳性率，为选择合适的抗生素提供依据，也可证实菌血症是否持续，所以，在治疗周期内，会多次抽取血培养。未接受过抗生素治疗的患者血培养阳性率可高达 95% 以上。

对于未经治疗的亚急性患者，护士会在第一日间隔 1 小时采血 1 次，共 3 次。如次日未见细菌生长，重复采血 3 次后开始抗生素治疗。已用过抗生素者，停药 2～7 天后采血。急性患者应在入院后 3 小时内，每隔 1 小时 1 次共取 3 个血标本后开始治疗。本病的菌血症为持续性，无须在体温升高时采血。

14. 感染性心内膜炎有哪些治疗方法？

该病的治疗相对比较困难，关键是选用适当抗生素，对于细菌性心内膜炎,医生会根据血培养和药敏试验选择抗生素,抗生素应早期应用、足量、足疗程、静脉用药为主;由于血培养结果滞后,对于疑似感染性心内膜炎、病情较重且不稳定的患者,医生会根据经验用药。而对于病情严重的,或者出现心脏和中枢神经系统并发症者,则需要手术治疗。

15. 感染性心内膜炎治愈的标准是什么?

(1)体温和血细胞沉降率恢复正常。

(2)自觉症状消失。

(3)脾缩小,未再发生出血点或栓塞。

(4)抗生素疗程结束后的第1、2、6周血培养均阴性。

16. 感染性心内膜炎的预后如何?

本病的预后与治疗的早晚有关系,未经治疗,急性的患者几乎都在发病4周内死亡,院内死亡率为15%~30%,其中患者本身特征、是否存在心源性或非心源性并发症、感染的病原体以及心脏超声表现为影响预后的主要因素。死亡原因为心力衰竭、肾衰竭、栓塞、细菌性动脉瘤破裂或严重感染。2%~6%的患者治疗后可能复发,需警惕再次出现发热、寒战或其他感染征象。

17. 发热时应该注意什么?

高热患者应卧床休息,病房的温度和湿度适宜。动态监测体温变化情况,每4~6小时测量体温1次,以判断病情进展及治疗效果。发热时,遵照医生的嘱咐按时服用退热药物,必要时可采用冰袋或温水擦浴等物理降温措施,出汗较多时可在衣服与皮肤之间垫柔软毛巾,便于潮湿后及时更换,增加舒适感,也可防止因频繁更衣而导致受凉。

18. 症状减轻了抗生素能减量吗?

不能,该病属于感染性疾病,必须遵医嘱应用足够疗程的抗生素,以维持稳定的血药浓度,一般疗程4~6周,不能随意停药或减量。

19. 感染性心内膜炎患者能活动吗?

应根据患者的实际情况而定。一般以卧床休息为主,急性期及心脏超声提示有巨大或疏松的赘生物时应绝对卧床,防止赘生物脱落引起栓塞;随着病情好转,可实施渐进性活动计划,但在活动过程中,若出现出汗、头晕、软弱无力、血压和心率的变化时,及时告知医务人员,调整活动方案。

20. 情绪对感染性心内膜炎患者的预后有影响吗?

有,积极乐观的心态有助于消除紧张焦虑的情绪,树立战胜疾病的信心,能够积极配合治疗,有助于早日康复。

21. 感染性心内膜炎患者饮食上应注意什么?

感染性心内膜炎患者饮食上应注意进食高热量、高维生素、高蛋白、清淡易消化的食物。可少食多餐,及时补充水分,以补充发热时的机体消耗。牛奶、鸡蛋、瘦肉等属于高蛋白食物,蔬菜、水果等属于高维生素食物,可根据情况选择。同时应保持大便通畅,切记勿用力排便,以防栓子脱落,引起栓塞。

22. 感染性心内膜炎患者如何自我监测?

平时要监测体温的变化,有无胸痛、气急、发绀、咯血、腰痛、血尿、肢体功能障碍、失语、抽搐、昏迷、肢体突发疼痛、肢体动脉搏动减弱或消失等栓塞表现,若有请及时告知医务人员。

23. 感染性心内膜炎治愈后会复发吗?

感染性心内膜炎治愈后可能会复发。据统计,2% ~ 6% 的患者治愈后可能复发,这是因为感染性心内膜炎主要是继发细菌感染引起的,在抵抗力低下的时候,如果继发细菌感染,严重时可能导致感染性心内膜炎复发,所以日常生活要提高警惕,做好预防。

24. 感染性心内膜炎如何预防?

由于该病的致残率、病死率较高,因此积极采取有效的预防措施是非常有必要的,平时应注意以下事项。

（1）积极防治原有的各种心脏病。

（2）目前认为预防感染性心内膜炎最有效的措施是保持良好的口腔卫生习惯和定期的牙科检查，在任何静脉导管插入或其他有创性操作过程中都必须严格无菌操作，进行牙齿手术时应选择正规医院；刷牙、使用牙线清除牙垢；用牙签时，注意卫生，防止细菌侵入等。

（3）对持续存在的先天性心脏病以及获得性心脏瓣膜病患者，应咨询医生，掌握抗生素的具体用法。

（4）注意预防各种感染，如上呼吸道感染、咽峡炎、扁桃体炎、肠道感染等，及时处理各种感染病灶，保持皮肤清洁，不要挤压痤疮等感染病灶，减少病原体入侵的机会。

（5）远离毒品，对于有静脉药瘾者，应积极戒毒。

（6）有风湿性瓣膜病或先天性心脏病者，施行手术或器械检查前应使用抗生素预防。有研究表明，约10%的患者预防应用抗生素，可以防止心内膜炎的发生。所以在施行口腔手术如拔牙、扁桃体摘除术、上呼吸道手术或操作，以及泌尿、生殖、消化道侵入性诊治或其他外科手术治疗前，应说明自己患有心脏瓣膜病、心内膜炎等病史，以预防性使用抗生素。

（王焕东　申成兰　押燕锋）

（六）心肌炎

1. 什么是心肌炎？

在医院，经常会有人问："医生，我感冒了你说我是心肌炎。啥是心肌炎？心肌炎严重吗？"首先让我们一起来了解一下什么是心肌炎？心肌炎是指由各种感染、自身免疫反应及理化因素等引起的心肌肌层的局限性或弥漫性的炎性病变。炎性病变可累及心肌、间质、血管、心包或心内膜。这种病起病急缓不定，少数呈暴发性可导致急性泵衰竭或猝死。

2. 感冒会得心肌炎吗？

感冒又称上呼吸道感染，是鼻腔、咽或喉部急性炎症的总称，多由病毒感染引起,少数由细菌感染引起。绝大部分感冒愈后良好,而且有自限性。极少部分感冒如果未得到积极的治疗,炎症反应会波及心脏,从而诱发心肌炎病变。患者会出现心悸、乏力,甚至心前区不适等症状。经常感冒得病毒性心肌炎的概率明显增加,大多发生于免疫力偏低的患者。所以,我们平时要注意锻炼身体,增强体质,进食高蛋白食物,提高免疫力,减少病毒感染的机会。

3. 心肌炎如何分类?

根据病变范围将心肌炎分为局灶性心肌炎、弥漫性心肌炎;根据病情进展快慢将心肌炎分为急性心肌炎、亚急性心肌炎、慢性心肌炎;根据感染因素将心肌炎分为感染性心肌炎、非感染性心肌炎。

4. 心肌炎是由什么引起的?

感染性心肌炎的病因包括病毒、细菌、真菌、螺旋体、立克次体、原虫、蠕虫等;非感染性心肌炎的病因包括药物、毒物、放射、结缔组织病、血管炎、巨细胞心肌炎、结节病等。

5. 生活中最常见的心肌炎是哪一种?

生活中最常见的心肌炎为病毒性心肌炎。引起感冒的病毒,可以直接感染心包及心肌组织,或通过毒素损伤造成病毒性心肌炎或心包炎。小儿心肌炎多见于学龄前及学龄儿童,最常见的症状为乏力、心悸、胸闷,严重者可有呼吸困难、发绀;暴发性心肌炎比较少见但很严重。

6. 什么是病毒性心肌炎?

病毒性心肌炎是指心肌病毒感染引起的,以心肌非特异性间质性炎症为主要病变的心肌炎。病毒性心肌炎包括无症状的心肌局灶性炎症和心肌弥漫性炎症所致的重症心肌炎。

7. 什么是暴发性心肌炎?

"暴发",一听这个词就感觉比较紧急而且比较严重。暴发性心肌炎的病理表现为局灶性或弥漫性心肌间质炎性渗出、心肌纤维水肿、变性、坏死。

在发病 24 小时内病情急剧进展恶化,出现心源性休克、急性左心衰竭(肺水肿)、急性充血性心力衰竭、严重心律失常、阿-斯综合征等。

8. 心肌炎的自我演变过程?

早期心肌炎常表现为疲乏无力、胸闷气短、心悸、头晕、食欲缺乏、恶心、呕吐、呼吸困难、胸痛等。轻度病毒性心肌炎通常出现心律失常、心动过速或缓慢等症状。一般可通过心电图发现心肌缺血改变,此时给予营养心肌的药物,进行对症治疗,一般 1 ~ 2 周可治愈。但重度病毒性心肌炎病情凶险,死亡率极高,可达 70% ~ 80% ,于数小时或数日内死亡或猝死。如果转变成慢性心肌炎,治疗病程通常长达 1 个月,甚至数年。随着病情的进展,很多人会发生扩张型心肌病,该疾病目前缺乏有效的治疗措施,严重影响生活质量且死亡率较高。

9. 急性心肌炎会引起猝死吗?

会的。急性心肌炎患者应避免运动缺氧。柯萨奇 B3 病毒性心肌炎鼠模型显示,持续高强度锻炼增加死亡率,并抑制 T 淋巴细胞活性。心肌炎是年轻运动员猝死的原因之一,疑诊(根据诊断的程序,指病症不明显或病情复杂,仅依据当时的情况所做出的暂时性诊断,在以后的观察治疗过程中,被证实或被完全推翻)心肌炎的运动员需停止各种竞技性运动 6 个月以上,左室结构、功能恢复正常,且无心律失常时可参加训练及比赛。

10. 病毒性心肌炎最常见的致病原因是什么?

柯萨奇 B 组病毒是最为常见的致病原因,占 30% ~ 50% 。此外,流感病毒、风疹病毒、单纯疱疹病毒、肝炎病毒和人类免疫缺陷病毒(HIV)等也能引起心肌炎。

病毒性心肌炎的发病机制包括:①病毒直接作用,造成心肌直接损害;②病毒与机体的免疫反应共同作用,病毒介导的免疫损伤主要是由 T 淋巴细胞介导。

11. 病毒性心肌炎是如何一步步走向暴发性心肌炎的?

病毒性心肌炎的临床表现取决于病变的广泛程度和严重性,轻者可无明显症状,重者可致猝死。在发病前数天或 1~3 周侵犯人体,常表现为感冒或腹泻,如果在心肌损伤期间不注意休息,仍从事剧烈活动,可以使心跳加快,增加心脏负担,致使心脏得不到很好的修复,从而加重心脏病变。运动后疲劳会让我们的免疫力进一步下降,同时运动会消耗蛋白质等大量营养物质,可能会加重心肌炎症反应,甚至诱发重症心肌炎,即暴发性心肌炎。

12. 如何确定是否得了病毒性心肌炎?

病毒性心肌炎的诊断主要依靠临床诊断。根据典型的前驱感染史、相应的临床表现及体征、心电图、心肌酶学检查或超声心动图、心脏核磁共振成像(CMR)显示的心肌损伤证据,应考虑此诊断。确诊有赖于心内膜心肌活检(EMB)。

13. 病毒性心肌炎需要做哪些检查?

病毒性心肌炎的检查方法有很多,但确诊还是依靠心内膜心肌活检(EMB)。

(1)胸部 X 射线检查:可见心影扩大,有心包积液时可呈烧瓶样改变。

(2)心电图:可出现各型心律失常,特别是室性心律失常和房室传导阻滞等。

(3)超声心动图检查:可正常,也可显示左心室增大,室壁运动减低,左心室收缩功能减低,附壁血栓等。合并心包炎者可有心包积液。

(4)心脏磁共振:对心肌炎诊断有较大价值。

(5)心肌损伤标志物检查:可有心肌肌酸激酶(CK-MB)及肌钙蛋白(T 或 I)增高。

(6)病毒血清学检测:仅对病因有提示作用,不能作为诊断依据。

(7)心内膜心肌活检(EMB):除用于确诊本病外,还有助于病情及预后的判断。因其有创,本检查主要用于病情急重、治疗反应差、原因不明的患者。对于轻症患者,一般不常规检查。

14. 如何照护心肌炎患者?

心肌炎患者住院后,我们一定要给予足够的重视,有计划有目标地进行照护。

（1）充足休息的重要性：卧床休息可预防急性期心肌内病毒复制的增加，保持环境安静，限制探视，减少不必要的干扰，保证患者充分的休息和睡眠时间。无并发症者急性期应卧床休息1个月；重症病毒性心肌炎患者应卧床休息3个月以上，直至患者症状消失、血液学指标等恢复正常后方可逐渐增加活动量。

（2）有计划的活动：病情稳定后，与患者及家属一起制订并实施每天活动计划，严密监测活动时心率、心律、血压变化，若活动后出现胸闷、心悸、呼吸困难、心律失常等，应停止活动，以此作为限制最大活动量的指征。

（3）心理护理：病毒性心肌炎患者中青壮年占一定比例，患病常影响患者日常生活、学习或工作，从而易产生焦急、烦躁等情绪。应向患者说明本病的演变过程及预后，使患者安心休养。告诉患者体力恢复需要一段时间，不要急于求成，当活动耐力有所增加时，及时给予鼓励。对不愿活动或害怕活动的患者，给予心理疏导，督促患者完成耐力范围内的活动量。

（4）重症护理：对重症心肌炎患者，急性期应严密心电监护直至病情平稳。注意心率、心律、心电图变化，密切观察生命体征、尿量、意识、皮肤黏膜颜色，注意有无呼吸困难、咳嗽、颈静脉怒张（颈静脉充盈、饱满、肿大、搏动）、水肿、肺部湿啰音、奔马律（就像马奔跑时马蹄触地发出的声音）等表现。同时准备好抢救仪器及药物，一旦发生严重心律失常或急性心力衰竭，立即报告医生，配合急救处理。

15. 如何预防心肌炎？

临床上心肌炎多见于年轻人，主要与年轻人生活不规律、穿衣不适当，感冒后又不注意休息，甚至认为运动后出身大汗感冒就好了等有关。心肌炎最有效的治疗方法就是休息，因此，发热感冒后的1~3周内，应注意休息、保证充足的睡眠，避免熬夜，加强营养补充，多吃富含维生素C的食物，多吃洋葱等提高自身免疫力，避免剧烈运动，避免过度劳累。还需注意的是，对于体弱多病、学业繁重、工作压力大、经常值夜班的人员、孕妇、儿童等，在患感冒时尤其应该注意防范心肌炎。心肌炎的发生与侵犯的病毒强弱、数量及当时的免疫状态相关，不要因为平时身体好而忽略预防。

16. 心肌炎患者生活中应该怎么做？

（1）饮食：应进食高蛋白、高维生素、清淡易消化食物，尤其是补充富含维生素 C 的食物如新鲜蔬菜、水果，以促进心肌代谢与修复。戒烟酒及刺激性食物。

（2）运动：患者出院后需继续休息 3～6 个月，无并发症者可考虑恢复学习或轻体力工作。适当锻炼身体，增强机体抵抗力，6 个月至 1 年内避免剧烈运动或重体力劳动、妊娠等。

（3）根据天气变化及自身体质强弱注意防寒保暖和预防病毒性感冒。

（4）观察病情变化：患者及家属学会测脉率、节律，发现异常或有胸闷、心悸等不适及时就诊。

（5）用药：医嘱用药，不擅自增减剂量或停药。会观察药物疗效及不良反应。

17. 病毒性心肌炎可以治愈吗？会有后遗症吗？

这也是所有病毒性心肌炎患者最关心的话题，其实本病大多数患者经过适当治疗后是能够痊愈的。部分患者由于各种原因未能得到及时、正确的治疗，以及未合理休息而留后遗症。

（1）部分患者会有心律失常，尤其早搏持续较长时间，并易在感冒、劳累后早搏增多。

（2）少数患者在急性期可因严重心律失常、急性心力衰竭和心源性休克而死亡。

（3）10%～20% 患者经过数周至数月后病情可趋向稳定，但可能会有一定程度的心脏扩大、心功能减退等，经久不愈，形成慢性心肌炎。

（4）一小部分患者最后发展为扩张型心肌病，死亡率高。

18. 心肌炎需要复查吗？

所有心肌炎患者都需要进行长期随访，随访复查项目包括临床评估、心电图及超声心动图检查，必要时可进行心脏磁共振检查。

（陈俊红　王　晶　安晓丽）

(七)心肌病

1. 什么是心肌？

了解心肌病之前,我们先了解什么是心肌。心肌是包裹在心脏外面、由心肌细胞构成的一种肌肉组织,是构成心壁的主要成分,就像我们身上其他部位的肌肉组织一样,只是各部位的肌肉组织都承担着不同功能。广义的心肌细胞包括组成窦房结、房内束、房室交界部、房室束(即希斯束)和浦肯野纤维等的特殊分化了的心肌细胞,它们组成了心脏起搏传导系统(详见心律失常章节),具有自律性和传导性,是心脏自律性活动的功能基础,使心房肌、心室肌能进行有序同步的节律性收缩,以实现心脏正常的泵血功能。所以,心肌对我们来说特别重要,它们功能正常才能保证我们心脏的正常工作。

2. 什么是心肌病？

心肌病顾名思义就是心脏的肌肉组织出了问题,具体说心肌病就是心脏下部分腔室(即心室)的结构改变和心肌壁功能受损所导致心脏功能进行性障碍的病变,可表现为心室肥厚或扩张、心肌机械和(或)心电功能障碍。心肌病由不同病因(遗传性病因较多见)引起,可局限于心脏本身,也可为系统性疾病的部分表现,最终可导致心脏性死亡或进行性心力衰竭。

3. 心肌病有哪些类型？

经常会有患者提出这样的疑问:我和同病房患者都是心肌病,为何治疗和用药却不同? 这是因为心肌病有多种类型,每种类型发病原因、临床表现、治疗方法也各不相同。目前公认的心肌病分类是按照发病原因进行分类的,具体如下。

(1)遗传性心肌病(家族性):包括肥厚型心肌病、右心室发育不良心肌病、左心室致密化不全、先天性传导阻滞、线粒体肌病、离子通道病(包括长Q-T间期综合征、Brugada综合征、短Q-T间期综合征、儿茶酚胺敏感室速)等。

（2）混合性心肌病（遗传性+获得性）：包括扩张型心肌病、限制型心肌病，其中扩张型心肌病是临床最常见类型。

（3）获得性心肌病：包括感染性心肌病、心动过速心肌病、心脏气球样变、围生期心肌病。

4. 哪些检查可以帮助诊断心肌病？

当体检医生怀疑您得了心肌病，要尽快到正规医院就诊。专业医生会像抽丝剥茧一样，通过一项项的检查，把各种情况排查得清清楚楚，看似一项又一项的"重复"检查，其实给医生提供的信息是各不相同的，检查得越清楚，治疗也就越对症，效果也会越好。以下检查并不是所有心肌病患者都必须做的，医生会根据您的情况选择部分有针对性的项目。

（1）胸部 X 射线：就是我们常说的拍胸片，通常通过 X 射线片子可以看到心影大小，有没有急性左心衰引起的肺淤血等情况。

（2）超声心动图：就是常说的心脏彩超，是诊断和评估心肌病最常用最重要的检查手段，该检查可以看到心脏各腔室特别是左心室、室壁运动、心肌收缩力、左室射血分数等情况。

（3）心脏磁共振（CMR）：CMR 对于心肌病诊断、鉴别诊断及预后评估均有很高价值。

（4）心肌核素显像：运动或药物负荷心肌显像，可用于除外冠状动脉疾病引起的缺血性心肌病，避免误诊。

（5）冠状动脉增强 CT（CTA）：有助于除外因冠状动脉狭窄造成心肌缺血、坏死的缺血性心肌病。

（6）血液和血清学检查：扩张型心肌病可出现脑钠肽（BNP）或 N-末端脑钠肽前体（NT-proBNP）升高，有助于鉴别呼吸困难的原因，但缺乏诊断特异性。

（7）冠状动脉造影：当一系列检查仍然不能确定心肌病或冠心病时，冠状动脉造影显示无明显狭窄有助于除外冠心病，而且，通过冠脉造影还可了解左心室情况。

（8）心内膜心肌活检：对部分类型的心肌病有一定参考价值，并且可从心肌病理形态学确定诊断，根据心肌组织学改变的前后对比，对治疗有指导作用。

5. 什么是扩张型心肌病?（视频:扩张型心肌病）

扩张型心肌病

扩张型心肌病(dilated cardiomyopathy,DCM)从名称便可得知,被诊断为该病的患者心脏是扩张的、扩大的,以左心室或双心室扩大伴收缩功能障碍为特征。该病病因多样,约半数病因不详。起病缓慢,早期除心脏扩大外无明显异常,后期常出现全心衰竭、心律失常、血栓栓塞及猝死。扩张型心肌病是所有心肌病类型中发病率最高的,预后差,确诊后5年生存率约25%。

6. 哪些因素可引起扩张型心肌病?

目前多数扩张型心肌病的病因并不十分清楚,部分患者有家族遗传性,也可能是其他因素,扩张型心肌病有如下病因。

(1)感染:病原体(病毒最常见)感染直接侵袭引起的慢性炎症和免疫反应是造成心肌损害的机制。

(2)炎症(肉芽肿性心肌炎):见于结节病、巨细胞性心肌炎、过敏性心肌炎等。

(3)中毒、内分泌和代谢异常:嗜酒是我国扩张型心肌病的常见病因。化疗药物和化学品对心脏的毒性、某些维生素和微量元素如硒的缺乏也能导致扩张型心肌病。嗜铬细胞瘤、甲状腺疾病等内分泌疾病也是扩张型心肌病的常见病因。

(4)遗传:25%~50%的扩张型心肌病病例有基因突变或家族遗传背景,遗传方式主要为常染色体显性遗传。

(5)其他:围生期心肌病是较常见的临床心肌病。

7. 扩张型心肌病有哪些表现?

很多初诊的扩张型心肌病患者常常纳闷,自己之前一切都很正常,吃喝玩乐也没影响,怎么来医院一诊断就得了心肌病呢? 这个问题很好理解,因为扩张型心肌病早期一般无症状,极易忽视或错过早期诊断和治疗时间。随着病情的进展,主要表现为活动时呼吸困难和活动量下降,病情进一步加重,就会在夜间出现经常憋醒、呼吸费力的表现,不得不坐起来缓解症状,如果不采取措施,可能就躺不下去,只能采取坐位了,这些情况提示发生了左心功能不全。病情若继续进展,还会逐渐出现食欲下降、腹胀及下肢水肿等右心功能不全症状,如果合并心律失常可表现为心悸、头晕、黑矇甚至猝死。到终末期,患者会出现持续顽固性低血压。

8. 扩张型心肌病如何控制再次复发?

扩张型心肌病住院治疗后症状消失,并不意味着去除病根了,要看心脏彩超是否仍存在左心室扩大,射血分数低(正常人50%以上)的情况,需要在专业医生指导下进行治疗。"治愈"只是达到临床治愈标准,而不是真正根除了此病。出院不是治疗的结束,而是康复的开始,若想预防再次发作,出院后需要长期规律用药治疗,不能自行停药,还要定期复查心脏超声等,生活中不能从事剧烈运动和强体力劳动,避免情绪过度激动,还要注意营养均衡。出现心力衰竭时需要尽快返回医院接受治疗。

9. 什么是肥厚型心肌病?（视频:肥厚型心肌病）

肥厚型
心肌病

肥厚型心肌病(hypertrophic cardiomyopathy,HCM)是一种遗传性心肌病,为常染色体显性遗传,它的特点就是心室肥厚,少数进展为终末期心衰,另有少部分患者会出现心力衰竭、房颤和栓塞,不少患者症状轻微,预期寿命可以接近正常人。我国有调查显示肥厚型心肌病患病率为180/10万。本病预后差异很大,是青少年运动猝死的最主要原因之一。根据左心室流出道有无梗阻,又可分为梗阻性和非梗阻性肥厚型心肌病。

10. 肥厚型心肌病有什么症状?

肥厚型心肌病没有自己独特的症状,常常与其他疾病的症状相似,其中约90%的患者在体力活动时出现呼吸困难,约1/3的患者可有活动后胸痛,还有少部分可有心前区闷痛、晕厥,甚至猝死,有时与冠心病症状不容易区分,需借助心脏超声检查来鉴别。还有一部分患者会发生持续性房颤,有此疾病的青少年会在运动时发生晕厥现象。

11. 肥厚型心肌病为什么会导致猝死?

肥厚型心肌病预后差异很大,症状轻微的患者,预期寿命可以接近正常人。但出现室性快速型心律失常时,会发生晕厥,要引起足够的重视。如果肥厚的心肌使心室的流出道阻塞,造成血液到不了主动脉,导致心脏功能下降,会引起左心室排血量下降,供血不足而导致猝死。

12. 肥厚型心肌病有哪些治疗方法?

肥厚型心肌病的治疗目的是改善症状、减少合并症和预防猝死。目前有药物治疗和非药物治疗两种治疗方法。

(1)药物治疗:药物治疗是基础,解除流出道梗阻很关键,一旦梗阻不能及时解除,严重者会出现猝死;当出现充血性心力衰竭时需要采用针对性处理,对出现房颤患者需要抗凝治疗。

(2)非药物治疗:手术治疗、酒精室间隔消融术、起搏治疗。对于药物治疗无效、心功能不全患者,若存在严重流出道梗阻,需要考虑行室间隔切除术;酒精室间隔消融术的适应证大致同室间隔切除术,目前主要针对年龄过大、手术耐受差、合并症多等情况;药物治疗效果差而又不太适合手术或消融的患者可以选择双腔起搏,频繁出现晕厥的患者可以选择心脏自动复律除颤器(ICD)植入。总之,对于肥厚型心肌病的治疗因人而异,需要专业医生根据病情选取个体化治疗方案。

13. 什么是限制型心肌病?

限制型心肌病(restrictive cardiomyopathy,RCM)是以单侧或双侧心室壁僵硬度增加、舒张功能降低(容量下降)、充盈受限而产生以右心衰竭症状为临床特征的一类心肌病。临床上极少出现,除某些有特殊治疗方法的病例,确诊后 5 年生存期仅有30%,预后较差。

14. 限制型心肌病有哪些症状?

限制型心肌病患者主要表现为活动耐量下降、乏力、呼吸困难等心力衰竭症状,随病程进展,逐渐出现肝大、腹腔积液及全身水肿等右心衰竭甚至全心衰症状。

15. 限制型心肌病有哪些治疗方法?

限制型心肌病的治疗方法有药物治疗和手术治疗。

(1)药物治疗:主要有对因治疗和对症治疗,主要目的是降低心室率、增强心肌收缩力、纠正心律失常以及抗凝治疗。对因治疗主要是积极治疗原发病。对症治疗主要是降低心室充盈压,如硝酸酯类药物、利尿剂等可以有效地降低心脏前负荷从而减轻症状。

（2）手术治疗:对于严重的心内膜心肌纤维化可行心内膜剥脱术,切除纤维性心内膜。伴有瓣膜反流者,可行人工瓣膜置换术。对有腹壁血栓者行血栓切除术,对于特发性或家族性限制型心肌病伴有顽固性心力衰竭者可考虑行心脏移植。

16. 心肌病患者可以进行体力活动吗?

心肌病患者要限制体力活动,注意休息,避免劳累(非常重要)。平时要做到劳逸结合,充分休息能减轻心脏负担,促进心肌恢复。无明显症状的早期患者,可从事轻体力劳动,避免紧张劳累。

17. 心肌病治愈出院后可以停药吗?

临床随访工作中,有很多心肌病患者出院后因为自觉症状改善而自行停药,这是特别严重的事情,实际上心肌病的治疗目前没有特别好的根除办法,绝大多数都是对症和对因治疗,无论哪种治疗方法,药物治疗是基础,能否长时间维持治疗结果或避免复发取决于患者是否规范地维持用药。所以,出院后要严格遵照出院医嘱,按时按量规律用药,不要随意减药或停药,否则对身体是毫无好处的,甚至会因此造成病情反复。

18. 心肌病患者在日常生活中应该注意什么?

心肌病患者的预后除了取决于阶段性住院治疗、坚持规范用药,还有很重要的一点就是日常生活的调整,这是预防复发的关键。

（1）进食易消化、营养丰富的食物,少食多餐,避免过饱。

（2）遵医嘱坚持服药,不得擅自更改药物的种类,减少药量甚至停药。

（3）可参加轻体力劳动,但不可过度劳累。

（4）保持积极乐观的心态,避免情绪激动等。

（5）要定期复查。如出现呼吸困难、气喘、尿量减少时,应及时就医。

19. 心肌病患者怎样预防心力衰竭的发生?

心力衰竭是心肌病患者反复住院的主要原因之一,预防心力衰竭是心肌病始终要努力的方向。心肌病患者比一般人抵抗力差,特别容易受其他因素的影响而诱发心力衰竭,最好的预防方法就是针对引起心力衰竭的诱因来控制。

(1)避免感染:呼吸道感染是心肌病患者心力衰竭加重的重要诱因。应注意在季节变换和气温骤变时,适时防寒保暖。

(2)避免过度劳累:过度体力消耗及情绪激动等因素会加重心脏负担。

(3)避免饮食过饱、睡眠不足、便秘等加重心脏负担的因素。

(4)保持规律的生活习惯及乐观的心理状态,提高自控能力。

（张玉英　兰云霞　韩亚萍）

（八）心力衰竭

1. 什么是心力衰竭?

大家都知道,心脏对我们人体很重要,它就像一个"水泵",日夜不停地将血液泵出并通过动脉血管输送到全身各个器官,满足身体需要。当各种原因造成心脏的这种泵血能力下降,全身器官和组织中的血液不能顺利回流到心脏,泵出的血量不能够满足身体代谢的需要,这时心脏的状态就称为心力衰竭(简称心衰)。其实心力衰竭不是一种独立的病,而是各种心脏病导致的心脏功能受损的状态,是各种心脏病都有可能出现的终末状态,但心力衰竭是可以预防的,症状也是可以被较好地控制的(图2-11)。

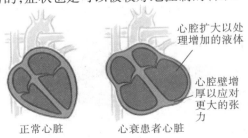

正常心脏　　　心衰患者心脏

图2-11　心力衰竭

2. 心力衰竭有哪些类型?

心脏由左右心房和左右心室组成,病情变化也有急性和慢性之分。根据心力衰竭发生部位分为左心力衰竭、右心力衰竭、全心力衰竭;按心力衰竭疾病严重程度分为轻度心力衰竭和重度心力衰竭;按发病急缓分为急性心力衰竭和慢性心力衰竭。

(1)左心力衰竭、右心力衰竭和全心力衰竭:当出现呼吸困难、咳嗽、咳泡沫样痰等以左心功能受损为主要表现的心功能下降时,我们称之为左心力衰竭。同样道理,当出现腹胀、恶心、无食欲等以右心功能受损或右心功能下降为主的表现时我们称之为右心力衰竭。当左心室和右心室同时或先后发生功能受损下降时就称为全心力衰竭。由于长期左心力衰竭,慢慢合并右心力衰竭的全心力衰竭较常见。

(2)轻度心力衰竭和重度心力衰竭:心力衰竭发作时,我们常用一种简单的方法来判断患者心力衰竭的轻重,那就是 6 分钟步行试验。方法是让患者在平直走廊里尽可能快地行走,测量 6 分钟的步行距离。若步行距离小于150 米则为重度心力衰竭,150 ~ 450 米为中度心力衰竭,大于 450 米为轻度心力衰竭。

(3)急性心力衰竭和慢性心力衰竭:急性心力衰竭又称为急性肺水肿,是急性发作的心功能下降,常表现出头晕、心悸、呼吸困难等症状,以急性左心力衰竭最为常见。慢性心力衰竭是指病程较长,一般都会有心脏的扩大或肥厚等变化,心功能下降的这种状态一直存在,表现出来的一些症状可以是稳定的,也可以是逐渐恶化的。慢性心力衰竭是各种原因所导致的心脏疾病的终末阶段,是一种复杂的临床综合征。

3. 心功能是如何分级的?(视频:心功能分级)

心力衰竭发作时,我们常听到医生说心功能Ⅲ级或心功能Ⅳ级,你知道心功能是怎么来分级的吗? 目前常用的心功能分级是采用美国纽约心脏病学会提出的分级方案,即根据患者自觉活动能力,划分为四级(表2-4)。

Ⅰ级:体力活动不受限制,可以做日常活动。

心功能分级

Ⅱ级:体力活动轻度受到限制,休息时没有症状,中等体力活动如连续爬3～4层楼梯时会出现乏力、心悸、呼吸困难等症状。

Ⅲ级:体力活动时感觉明显受到限制,休息时依旧没有症状,轻微的体力活动如日常的家务活动,连续爬1～2层楼梯时即可引起过度疲乏、心悸、气喘或心绞痛等症状。

Ⅳ级:休息时也会有疲乏、心悸、气喘和心绞痛等症状发生,患者不能从事任何体力活动,轻微的体力活动就会使症状加重。

表2-4　心功能分级

心功能分级	判断指标			心衰分度
	心脏储备能力	体力活动表现(症状)	心脏病及心功能不全体征	
Ⅰ级	正常	一般体力活动不受限制,不出现疲劳、乏力、心悸、呼吸困难及心绞痛症状	无心衰体征	心功能代偿期
Ⅱ级	轻度减低	体力活动稍受限制,休息时无症状,但中等体力活动时,如常速步行500～1 000米或登3～4层楼即出现疲乏、心悸、呼吸困难、心绞痛等症状,休息后症状消失	有心衰体征,如心率增快、轻度肝大等	Ⅰ度(轻)
Ⅲ级	中度减低	体力活动明显受限,休息时无症状,轻微体力活动如日常的家务活动、常速步行500～1 000米或登2层楼等,即出现心悸、呼吸困难或心绞痛等症状,卧床休息时症状好转,但不能完全消失	出现肝大、水肿等心衰体征	Ⅱ度(中)
Ⅳ级	重度减低	不能胜任任何体力活动,休息时仍有乏力、心悸、呼吸困难、心绞痛等症状	明显的心衰体征	Ⅲ度(重)

4.心力衰竭的基本病因是什么?

几乎所有的心血管疾病最终都有可能引起心力衰竭。常见病因有心肌炎、心肌病、冠心病、心肌梗死、心脏瓣膜病、先天性心脏病等。

目前大量的研究表明,心力衰竭发展的基本机制是心室的重塑(心室增厚变大)。由于基础疾病的性质不同,病情进展速度不同,心室扩大及增厚的程度不能直接显示心力衰竭的轻重,但是若基础性疾病不能及时治疗,即使没有新的心肌损害,随着时间的推移,心室依旧会慢慢变大,心力衰竭仍会频繁发作,所以一定要重视并积极治疗基础疾病。

5.哪些因素会诱发心力衰竭?

在日常生活中,往往有很多因素能诱发心力衰竭,特别是有基础心脏病的患者更容易诱发,所以应尽量避免诱因的出现或尽早治疗。常见的心力衰竭诱发原因如下。

(1)感染:是心力衰竭最常见的诱因,在有诱因的心力衰竭发作中,一半以上是由感染引起的,其中绝大多数是呼吸道感染。

(2)心律失常:房颤是器质性心脏病最常见的心律失常之一,也是诱发心力衰竭最重要的因素。

(3)血容量增加:如吃的食物过咸,静脉输入液体过多、过快等。

(4)过度体力消耗:剧烈运动、过度疲劳、怀孕后期及分娩等均是诱发心力衰竭的常见诱因。

(5)环境、精神因素的改变:环境骤变、精神刺激、情绪激动、暴怒等。

(6)电解质紊乱及酸碱平衡失调。

(7)治疗不当:如不恰当停用利尿药物或降压药等。

(8)原有心脏病加重或并发其他疾病:如冠心病发生心肌梗死、风湿性心脏瓣膜病出现风湿活动、甲亢、贫血、高血压等。

6.心力衰竭的早期信号有哪些?

心力衰竭是心血管疾病终末阶段,被称为心血管领域最后的"战场",但只要能及时发现、早期干预、正确治疗,病情就能得到控制,而且越早治疗效果越好。所以,了解早期信号,可以提醒我们及早就医,避免心力衰竭进一步加重。当出现以下症状时,应警惕心力衰竭的发作。

(1)白天走路稍快或轻微活动后就出现心慌、胸闷、气短等症状。

(2)平躺休息或夜间咳嗽频繁、痰多,痰大多呈白色泡沫样。

(3)夜间睡觉时不能躺平,必须垫高枕头才能觉得呼吸顺畅不憋气。

(4)头晕、乏力、腹胀、食欲减退。

(5)尿少,双足或双腿出现水肿。

7. 心力衰竭发作时会有哪些表现?

心力衰竭类型不同,症状也各不相同,最常见的是左心衰竭,多是急性发病。

(1)左心衰竭

1)患者自觉疲劳、肢体软弱无力,活动耐力下降。

2)不同程度的呼吸困难:①劳力性呼吸困难,就是劳累时呼吸费力,休息后缓解,这也是最早出现的症状;②端坐呼吸,就是不能平卧,被迫采取高枕卧位、半卧位、甚至是端坐位;③夜间阵发性呼吸困难,就是入睡后突然因为憋气而惊醒,被迫采取坐位,呼吸变得深快,多于端坐休息后缓解;④急性肺水肿,是心力衰竭呼吸困难最重的形式,重者可有哮鸣音。

3)咳嗽、咳痰、咯血:开始时多发生在夜里,坐位或立位时咳嗽减轻,痰多为白色泡沫样,当小血管破裂时会出现粉红色泡沫样痰。

4)早期会有夜间小便次数增多,随着病情的发展会出现少尿及肾功能不全等症状。

(2)右心衰竭

1)上腹部发胀、没有食欲、恶心、呕吐:是右心衰竭最常见的症状。

2)呼吸困难:劳累后心慌、气短(劳力性呼吸困难)最为常见。

3)身体下垂部位水肿:多见于患者双足和双下肢水肿。

8. 如何确诊心力衰竭?

对于心力衰竭的患者,有心力衰竭的症状和表现,化验和检查有心力衰竭的客观证据,一般就能确诊了。常用的检查有心脏彩超、标志物检查(BNP)、心电图、胸部 X 射线等检查,其他必要的化验检查等。

9. 心力衰竭的治疗方法有哪些?

心力衰竭的治疗总结起来可分为药物治疗、介入治疗及外科治疗3种。药物治疗是心力衰竭治疗的基础和常用的治疗方法,一般以对症治疗为主,如对症给予强心、利尿、扩血管等药物应用。介入治疗就是在药物治疗基础上进行,除了针对原发病的介入治疗外(如为心肌梗死患者放支架),还有心脏再同步化治疗(简称CRT)等。外科治疗主要是有瓣膜病的可以换瓣治疗以及心脏移植,主要是针对药物治疗效果不好,介入治疗又无法实施的患者。

10. 住院期间需要注意哪些方面?

(1)住院期间应保持环境安静、清洁舒适,为了保证患者有良好的休息时间,尽量避免不必要的探视。

(2)急性心力衰竭、心功能Ⅳ级患者原则上住院期间以卧床休息为主,随着病情的好转,医务人员会根据患者心功能的变化指导其活动。

(3)卧位的选择:一般是根据患者的呼吸困难程度和类型来选择,可取半坐卧位、坐位、端坐卧位来增加肺活量,改善缺氧症状。

(4)平时要保持大便通畅,避免用力排便,必要时使用缓泻剂,以免增加心脏负担,引发心搏骤停。

(5)尿量和体重是监测心功能变化的重要指标,所以每天要定时测体重、准确记录尿量,为治疗提供依据。

(6)保持乐观的心态,情绪波动大会加重病情。

(7)心力衰竭患者输液速度及入量都有严格要求,输液过快会使血容量增加,心力衰竭加重,所以严禁随意调整输液速度。

(8)住院期间,不管任何时间有不适,请及时告知医务人员。

11. 常用的口服药物注意事项有哪些?

在心力衰竭的治疗中,患者往往需要服用多种口服药,而只有知道这些药物的作用和副作用,才能既保证治疗效果又避免一些不良事件的发生,常用的治疗心力衰竭的药物有以下几种。

(1)扩张血管、改善心肌重构药物:如卡托普利、培哚普利、贝那普利、依那普利、氯沙坦、缬沙坦、替米沙坦等。这类药物常见的副作用是低血压,尤其是体位性低血压,所以我们平时需要关注血压的变化,在起床、蹲位站立等体位改变时要缓慢,以免发生跌倒或坠床;另外也可能会出现肾功能减退、尿蛋白、高钾血症等不良反应。

(2)减慢心率药物:如美托洛尔(倍他乐克)、比索洛尔等。这类药物可出现低血压、心动过缓和传导阻滞、乏力等症状。

(3)强心类药物:如地高辛、西地兰等。这类药物会出现食欲减退(最早出现)、恶心、呕吐、腹痛、腹泻、视觉障碍(视物模糊、黄视、绿视)、定向力障碍和意识障碍、心律失常等洋地黄中毒的表现,一旦出现以上表现就应该立即告知医生停药。

(4)利尿药:如呋塞米、双氢氯噻嗪等。这类药物会出现电解质紊乱(如低钾血症、低镁血症等)、低血压、氮质血症、利尿药抵抗。

(5)醛固酮受体拮抗剂:如螺内酯、依普利酮。服用这类药物应注意血钾的监测和肾功能情况。近期有肾功能不全或高钾血症者不宜使用。

尽管每种药物对心力衰竭患者都有不同的作用,但也都有不同的适应证,并不是所有的药物都需要口服。另外每种药物也都有副作用,但是发生率不高。若服药期间出现以上副作用如血压低、恶心、呕吐、腹胀、乏力、视觉障碍等情况,请及时与医生联系,及时就诊。

12. 慢性心力衰竭患者如何提高生活质量?

慢性心力衰竭并不可怕,只要我们能遵照医嘱,做好以下配合,注意以下生活方式,就可以做到带病生活,带病长寿。

(1)避免感染、心律失常、血容量增加、过度体力消耗及情绪激动、暴怒等诱因的发生。

(2)对于症状明显或明确的心肌缺血的冠心病患者,应以尽快疏通血管保障血流通畅为原则,积极行冠脉内支架植入或外科搭桥术。心率快的患者应控制心率。

(3)保持规律的生活习惯及乐观的心理状态,提高自控能力。根据心脏功能情况,适当活动和锻炼。注意保暖,保持室内温度湿度适宜,预防呼吸道感染,注意饮食,保持大便通畅。

（4）心力衰竭是一种进展性的疾病,重在预防,越早治疗,效果越好。如果不能及时治疗,心力衰竭的症状会越来越严重,所以心力衰竭患者应遵医嘱合理用药。药物治疗应该遵循"足量、足疗程"的原则。

13. 心力衰竭患者日常饮食上应该注意什么?（视频:心力衰竭患者的饮食原则）

心力衰竭患者的饮食原则

（1）饮食宜低盐。若有水肿时,则需要低盐饮食和低钾饮食,各种咸食和腌制品如酱菜、咸肉、香肠、添加小苏打的面食和糕点等均应减少甚至是限制摄入。用了利尿药后如果尿量增加宜多吃含钾高的食物如香蕉、橘子、百合、红枣等。心力衰竭患者根据心力衰竭严重程度按照以下标准进行限盐:轻度心力衰竭患者,每天摄入钠盐量限制在 2 克,实际相当于食盐 5 克;中度心力衰竭患者,每天摄入钠盐量限制在 1 克,实际相当于食盐2.5 克;重度心力衰竭患者,每天摄入钠盐量限制在 0.4 克,实际相当于食盐 1 克。

（2）宜少量多餐,避免过饱。营养力求丰富和多样化,睡前不进或少进食物与水。

（3）应吃易消化的食物,如粥、汤面条等。避免生冷坚硬、油腻、刺激性及容易产气食物。多吃一些含有丰富纤维素及维生素的食物,如黄瓜、芹菜、橙子、苹果等。

（4）在使用洋地黄药物治疗时,避免食用牛奶、骨头、虾、海带、紫菜、木耳等含钙高的食物。

（5）心力衰竭患者应注意限水。心力衰竭会导致身体内的水钠潴留,就是使过多的水留在心脏,而反过来水钠潴留又会促进心力衰竭症状的出现。因此建议严重心力衰竭患者,液体摄入量每天应该限制在 1.5~2.0 升,有助于减轻心力衰竭症状。

14. 心力衰竭患者该如何运动?

（1）运动的方式:病情尚不稳定的患者可选择散步、慢走、甩手等方式。病情稳定的患者可选择太极拳、老年体操、门球运动等。勿做爆发性的运动或活动如提重物、抱小孩等。

（2）运动的时间:每天选择运动两次,每次 20~30 分钟,宜在饭后 1 小时进行。

（3）运动的强度：在家人的陪同下以小量活动开始，运动后心率控制在（220－年龄）×（60% ~ 80%）次每分钟为宜，运动时一旦出现过度疲劳、胸闷、气短、头痛、恶心等症状时应立即停止活动，并充分休息。

（4）运动的场地：春秋季时可选择外出运动，冬季天冷时以室内运动为主。

若通过运动后感到心情舒畅，睡眠较好无其他不适症状说明运动适量。若出现不适症状或睡眠差，说明活动量大，需要减少或调整。

15. 心力衰竭患者该如何进行日常自我管理？

（1）监测及控制心率和血压：收缩压应控制在 100 mmHg 左右，心率在静息状态下维持在 60 ~ 70 次/分。

（2）每日称体重：患者每天晨起排尿后、进食之前测量体重并记录，应与前 1 天、前 1 周的体重情况进行比较。如体重持续性上涨，可能意味着体内已经出现水钠潴留了。

（3）观察有无下肢水肿：晨起时注意观察双足、足踝及小腿有无肿胀发生。

（4）监测运动耐量、记录气短症状发生时间：运动后没有气短、轻微活动后出现气短、剧烈活动后出现气短、安静休息时出现气短等。静息时出现气短症状应及时到院就医。

（5）家人协助监测记录夜间呼吸、睡眠情况：如是否能平卧安静休息，平卧多少度才能安静休息。如果需要两个枕头或更多、端坐呼吸时则提示心力衰竭加重。

（6）注意头晕症状的发生：使用扩血管药物时会出现头晕症状，应小心谨慎，避免坠床和跌倒。

16. 怎样预防心力衰竭的发生？

目前在我们国家，尽管心力衰竭在治疗方面有了很大的进展，但高危人群还是比较多的，发生率也是非常高的，预防心力衰竭的发生比治疗心力衰竭将会更大地减轻个人及社会的经济负担。那如何预防呢？

（1）做好心力衰竭的一级预防

1）高危心力衰竭患者生活方式的改变：现代社会由于生活节奏加快，工作压力大，越来越多的人选择高热量及加工食物，加上运动量减少，直接导致脂肪、盐及热量过度摄入，此外酗酒及吸烟人群庞大，这些都可能是将来巨大的心力衰竭的后备人群。健康的生活方式是一级预防的主要内容，所以我们平时应做到合理膳食、适量运动、戒烟禁酒、心理平衡。

2）控制心力衰竭的危险因素：积极防治高血压、高脂血症、糖尿病、肥胖等疾病。

（2）做好心力衰竭的二级预防：积极治疗冠心病、瓣膜病、扩张型心肌病等基础疾病，对于基础疾病应做到早发现、早诊断、早治疗。

（3）做好心力衰竭的三级预防：三级预防即临床预防，三级预防可以防止伤残和促进功能恢复，提高生存质量，延长寿命，降低病死率。主要是对症治疗和康复治疗。

17. 急性左心力衰竭发作时如何自救？

当突然出现严重呼吸困难、面色苍白、全身大汗、频繁咳嗽、咳粉红色泡沫样痰时，特别是有心脏病的患者，家人应首先想到急性左心力衰竭。急性心力衰竭起病急、风险高，如不积极处理可能危及患者生命。一旦发生急性心力衰竭，可采取以下措施。

（1）协助患者取坐位，双腿下垂。

（2）家里有条件者可为患者吸氧。

（3）保持冷静，避免慌张，以免给患者造成更大的心理压力。

（4）及时拨打120急救电话，寻求专业的救助。

18. 出现什么症状时需要马上到医院就诊？

（1）突然呼吸困难、不能平卧、面色苍白、全身大汗。

（2）咳嗽、闷喘、咳白色或粉红色泡沫样痰。

（3）心率快、血压过高或过低、呼吸快。

（4）皮肤潮湿、发冷、尿少、烦躁等。

这时患者可能出现急性左心力衰竭，病情十分危急，需要立即到医院就诊。

19. 心力衰竭的妇女可以怀孕(妊娠)生子吗?

这也是大家比较关注的一个问题,但能否妊娠主要取决于患者的心功能状况。对于心功能Ⅰ~Ⅱ级的育龄妇女是可以妊娠的,但需要严密观察和监测。心功能Ⅲ~Ⅳ级时,妊娠是高度危险的,建议避孕或及时终止妊娠。

心力衰竭的孕妇一定要加强孕期保健,评估心功能和胎儿的情况,防止早期心力衰竭的发生。保证充足休息,建议取左侧卧位或半卧位,避免劳累和精神刺激。多吃高蛋白、富含维生素、清淡食物,预防便秘和水肿。产后心功能Ⅰ~Ⅱ级者,鼓励母乳喂养,心功能Ⅲ~Ⅳ级者人工喂养。产妇应保证有充分的休息和充足的睡眠,以防止产后感染。

(王焕东　申成兰　樊媛媛)

(九)主动脉瘤和主动脉夹层

1. 什么是主动脉?

我们在了解主动脉夹层之前,首先要了解一下什么是主动脉。主动脉也叫大动脉,是人体内将血液从心脏流出向全身各器官输送血液的主要导管,是直径最大的动脉血管,也是人体血液循环的"主干线",它像一个倒置的伞柄一样从心脏的左心室发出,向上向右再向下略呈弓状,沿脊柱向下行走,在胸腔和腹腔内分出很多较小动脉,根据其行程可分为三部:主动脉升部也叫升主动脉(从心脏出发,至主动脉弓部这一段)、主动脉弓(从心脏出发向上这一段,再拐弯形成一个弓状,并直达颈部的血管,这一段叫主动脉弓)、主动脉降部也叫降主动脉(主动脉弓再往下走的部分),降主动脉根据它行走的位置又分为胸主动脉和腹主动脉等(图2-12)。

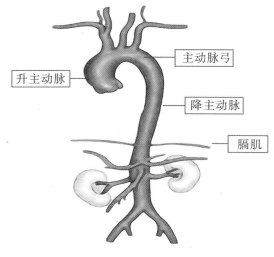

升主动脉

主动脉弓

降主动脉

膈肌

图2-12 主动脉

2. 什么是主动脉瘤?

主动脉病理性的扩张,超过正常血管直径的50%,称之为主动脉瘤(图2-13)。主动脉瘤分为真性主动脉瘤和假性主动脉瘤。那么什么是真性主动脉瘤和假性主动脉瘤呢?真性主动脉瘤是指主动脉壁薄弱所引起的主动脉局限性管腔显著扩张或膨胀(管径大于相应正常部位内径的1.5倍),可发生于主动脉的任何部位。这种主动脉瘤是人体的主动脉由于某些原因而导致其扩张并膨胀达到一定程度所引起的一种疾病,如同一个管道局部变薄弱,鼓起一个包一样。这种动脉瘤和我们通常理解的肿瘤不一样,一般人理解的肿瘤就是体内长了一块东西,而且会越长越大,长到一定程度,肿瘤还可以侵犯到周围的器官或者转移到远处器官;而主动脉瘤则不同,它是主动脉出现了扩大,就好像吹气球一样,它本身是一种良性疾病,但是非常凶险,如果突然增大并扩张到一定程度,很有可能破裂并引起致命的大出血,就好像是把气球吹破了。根据其病变发生部位的不同,可分为胸主动脉瘤和腹主动脉瘤。随年龄增长,发病率和死亡率均增高,男性多于女性,其中腹主动脉瘤最常见。

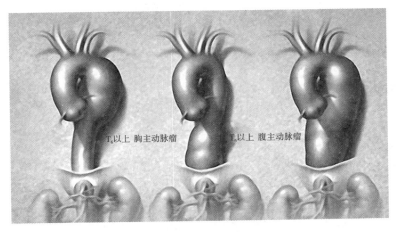

T₄以上 胸主动脉瘤　　T₄以上 腹主动脉瘤

图 2-13　主动脉瘤

假性主动脉瘤多由外伤引起，是指各种病因导致主动脉壁全层结构破坏，使血液溢出血管腔外，并被周围组织或血肿包裹形成瘤腔，其壁瘤已经不存在主动脉壁的 3 层结构。瘤体的外层壁很薄，容易破裂造成大出血，后果极为严重。假性主动脉瘤比较少见，因主动脉腔内压力很高，血管破裂出血后很难被周围组织包裹止血，常迅速危及生命。

3. 主动脉瘤和主动脉夹层一样吗？

不一样的。主动脉瘤和主动脉夹层虽然均是发生在主动脉上的疾病，但两者的病理变化是完全不同的（图 2-14）。主动脉夹层是指由于各种原因导致主动脉内膜出现撕裂口，血液从内膜撕裂口进入主动脉中膜，将中膜分离并沿主动脉扩展，从而使主动脉形成真假两腔的病理改变。而主动脉瘤则是主动脉向外膨出，不可逆性的扩张，并无内膜撕裂口，它是全层膨出的，出现像"瘤子一样"的改变。主动脉瘤患者通常都有动脉硬化的基础。正常人的血管壁有 3 层组织结构，即外膜、中膜和内膜，3 层结构贴合在一起，形成一个血管壁。当内膜硬化以后，内膜和中膜层就很不健康了。内膜会变脆、增厚，并凹凸不平，有粥样斑块；中膜会有一些纤维结缔组织，甚至有一些变性坏死。此时，血管壁变得很不健康，难以承受长期高血压的影响，久而久之就会形成主动脉瘤了。

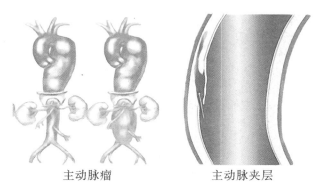

主动脉瘤　　　　　　　　主动脉夹层

图2-14　主动脉瘤和主动脉夹层

4.哪些检查能帮助确诊主动脉瘤?

首先是超声心动图,既没有创伤,又简便易行。它能够清楚地了解主动脉的形态以及血流情况,并能发现是否有动脉瘤。而且能反复多次检查,长期动态跟踪随访。其次是磁共振成像和CT检查。这两种检查已成为诊断主动脉瘤的主要手段,两种影像学方法均可以明确诊断出到底有没有主动脉瘤,而且可以精确地提供动脉瘤的形态、大小、部位等,对手术方式的选择具有重要指导意义。还可以做主动脉造影,但此检查属于有创检查,具有潜在危险性,随着无创影像诊断技术的进展,已很少作为主动脉瘤的首选检查。不过在怀疑合并冠心病时,采用此检查有助于确定诊断。

5.什么是主动脉夹层?（视频:主动脉夹层）

主动脉夹层

主动脉夹层也是常说的主动脉夹层动脉瘤(图2-15)。正常人体的主动脉分三层结构:内膜、中膜和外膜,当内膜出现撕裂口时,使中层直接暴露于管腔,主动脉腔内血液在脉压的驱动下,经内膜撕裂口直接穿透病变中层,将中层分离并沿主动脉扩展,从而使主动脉形成真假两腔的病理改变称为主动脉夹层。主动脉夹层是一种病情凶险、进展快、死亡率高的急性主动脉疾病。

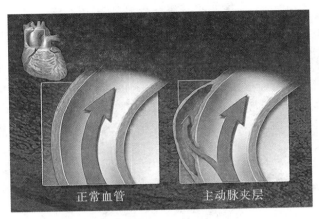

图 2-15 主动脉夹层

6. 主动脉夹层为什么被称为人体炸弹？（视频：主动脉夹层为什么被称为人体炸弹？）

主动脉夹层为什么被称为人体炸弹？

人体炸弹，听起来多么恐怖，这跟主动脉夹层有什么关系呢？当循环血液进入主动脉夹层假腔之内，只能流入不能正常流出，就会像吹气球一样，越"吹"越大，最终血管壁只剩下一层薄薄的外膜，在主动脉血流的高压冲击下，一旦破裂就像决堤的洪水一样，患者顷刻死亡。急性主动脉夹层的患者，如果不及时治疗，很快会死于主动脉破裂或急性心脏填压，48 小时以内死亡率可达 50% 以上，所以主动脉夹层有一个可怕的绰号，叫"人体炸弹"。也就是说，一旦发生主动脉夹层，每增加 1 小时就有 1% 的患者死亡，所以当发现主动脉夹层后，应立即呼叫 120 急救电话，让专业医生护送到医院，先确定主动脉夹层类型，A 型主动脉夹层需要立即手术，B 型主动脉夹层可以先内科药物保守治疗，有适应证了再进行腔内介入手术。

7. 主动脉夹层有哪些分类？（视频：主动脉夹层分型）

主动脉夹层分型

传统主动脉夹层分型方法中应用最为广泛的是 Debakey 分型（由美国心脏外科之父 Dr. Debakey 提出，故命名）和 Stanford 分型（由斯坦福大学 3 位学者共同提出，因而命名）。按照 Debakey 分型，根据病变部位和扩展范围将本病分为 3 种类型：Ⅰ型夹层，内膜破口位于升主动脉近端，夹层累及升主动脉和主动脉弓,范围广泛者可同时累及胸降主动脉和腹主动脉;Ⅱ型夹层,内膜破口位于升主动脉,扩展范围局限于升主动脉;Ⅲ型夹层,破口位于左锁骨下动脉开口远端,升主动脉和主动脉弓未受累,夹层范围局限于胸降主动脉者为Ⅲa,夹层广泛者同时累及腹主动脉为Ⅲb。部分DebakeyⅢ型可发生夹层向主动脉弓和升主动脉逆向撕裂,被称为逆撕型DeBakeyⅢ型(图2-16)。

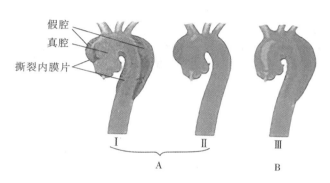

图2-16　主动脉夹层国际分型

按照Stanford分型,将主动脉夹层分为A型和B型。A型主动脉夹层,相当于DebakeyⅠ型和DebakeyⅡ型,其内膜破口均起始于升主动脉处;B型夹层,相当于DebakeyⅢ型,其夹层病变局限于腹主动脉或髂动脉。临床上多采用此分型。

8. 哪些人群容易得主动脉夹层?

我国主动脉夹层的高危人群主要为动脉硬化患者和高血压患者,另外具有先天性结缔组织病患者:如马凡综合征也容易好发此病。高血压是其罪魁祸首。长期或者严重的高血压造成血管内膜硬化、失去弹性,或者血管壁本身不健康,容易发生血管内膜撕裂。

急性主动脉夹层多见于40~60岁之间的人群,以男性患者为多见,尤其是50岁左右的男性。因为在这个年龄段的中年人工作强度和工作压力都很大,往往忽视自身保健,得了高血压也不规律服药,再加上抽烟喝酒等不良生活习惯,血压甚至可达200 mmHg以上。如此严重的高血压,就可能造成主动脉内膜的撕裂形成主动脉夹层。

另外肥胖、有不良生活习惯的人群,如吸烟、喝酒、脾气暴躁等,患此病的概率较普通人群高。

9. 引起主动脉夹层的主要原因是什么?

虽然主动脉夹层是突发病,但也不是无缘无故发病,它是一些致病因素长期作用的结果。引起主动脉夹层的主要原因有:

(1)首先是高血压,高血压是发生主动脉夹层最重要的危险因素,95%的主动脉夹层患者合并高血压,且多数患者的血压都没有得到很好的控制。除血压绝对值增高外,血压变化率增大也是引发主动脉夹层的重要因素。

(2)动脉粥样硬化和年龄增长也是主动脉夹层的重要危险因素,动脉粥样硬化堵塞血管,不能顺畅流动的血液就会把动脉壁内层撕破,血液在压力的冲击下进入主动脉壁间向外扩展形成夹层;年龄大的主动脉夹层患者常合并有高血压,风险因素增加了夹层的可能。

(3)还有一些先天性的因素,如马凡(Marfan)综合征,马凡综合征属于结缔组织病,患者的发病年龄比较年轻,一般在 40 岁以内;还有一些先天性的主动脉瓣二瓣畸形及先天性主动脉缩窄等,这类患者多为近端主动脉夹层。

(4)医源性损伤如主动脉内球囊反搏泵置入、主动脉内造影剂注射误伤内膜、心脏瓣膜及大动脉手术等也可导致本病的发生。

10. 主动脉夹层有哪些临床表现?

主动脉夹层的临床表现取决于主动脉夹层的部位、范围和程度、主动脉分支受累情况、有无主动脉瓣关闭不全以及是否向外破溃等。

(1)疼痛:是最主要和最常见的表现,约90%的患者以突发前胸或胸背部持续性、撕裂样或刀割样剧痛为表现,这种疼痛不是一般人所能忍受的,就像有人拿刀狠狠地割你的肉,为难以忍受的剧烈疼痛。

(2)高血压:95%以上患者合并高血压,由于夹层撕裂主动脉壁,会沿途影响到所有的分支血管,血肿的压迫导致双上肢或上下肢血压相差较大。

(3)心血管系统方面:由于 A 型主动脉夹层破口在升主动脉,导致约半数 A 型主动脉夹层患者出现主动脉瓣关闭不全;少数近端夹层的内膜破裂下垂物遮盖冠状窦口可致急性心肌梗死;多数影响右冠状动脉窦,多见下壁心肌梗死;如果在短期内出现大量心包积液可引起急性心脏压塞,表现为窦性心动过速、血压下降、静脉压明显升高。

(4)神经系统缺血表现:主动脉夹层如果累及到颈动脉、无名动脉就会造成动脉缺血出现。患者可有头晕、一过性晕厥(一种突然发生的短暂的意识丧失状态)、精神失常,严重者还会发生缺血性脑卒中;夹层压迫左侧喉返神经会出现声音嘶哑。

(5)累及部位:如果夹层累及腹主动脉或髂动脉可表现为急性下肢缺血,出现脉搏减弱、消失,肢体发凉和发绀等表现;夹层如果累及肾动脉供血时,患者可出现腰痛、血尿、少尿、无尿以及其他肾功能损害症状。

(6)主动脉夹层最大的风险是主动脉夹层破裂,如果破入左侧胸膜腔则引起胸腔积液。若破入食管、气管内或腹腔,就会出现呕血、咯血甚至休克等症状。

11. 便秘对主动脉夹层患者有何危害?

主动脉夹层患者多数会出现便秘。这是由于主动脉夹层患者的自理能力降低,病情需要严格卧床休息,导致运动量减少,因住院导致排便环境的改变,以及疼痛、心理负担加重等原因,常发生便秘。患者出现便秘时要及时给予干预解除便秘,因为用力排便使腹腔内压力增加,容易诱发夹层动脉破裂,甚至导致患者死亡。所以,为了避免恶性事件的发生,主动脉夹层患者不但要密切观察排便情况,还要常规给予预防便秘的措施。

12. 主动脉夹层患者如何预防便秘?

预防便秘需要多方面、多因素干预,原因明确的针对原因处理,有长期便秘史的及早药物干预,具体干预措施要针对以下内容。

(1)首先是饮食护理,主动脉夹层患者应多食素少食荤,食用易消化、富含纤维和维生素的食物,多食蔬菜、水果,多饮水,安排合理、科学的饮食结构。

(2)其次是排便习惯及环境,由于患者活动受限,要求床上排便,养成每日排便的习惯,为患者提供隐蔽性的环境,便后协助患者做好清洁工作,室内通风,保持空气清新。

（3）心理护理很有必要，夹层患者由于疾病知识的欠缺，容易产生焦虑、抑郁、害怕的心理状态，不自主地产生意识性的抑制排便。可以根据患者的认知水平，有针对性地进行健康教育，同时也可以介绍一些治疗成功的病例，使其树立信心，积极配合治疗。

（4）疼痛管理也很重要，主动脉夹层患者，剧烈疼痛也是导致患者不愿排便、诱发便秘的原因之一。因此要密切观察患者疼痛的部位、性质、程度等，及时进行处理，充分给予有效镇痛。

（5）对于有便秘史的患者，常规给予通便药物。

13. 哪些检查可以帮助确诊主动脉夹层？

随着医学技术的发展，目前诊断主动脉夹层的方法有很多，主要如下。

（1）主动脉增强 CT：是主动脉夹层的首选检查方法，能准确发现病变的范围及主动脉分支的受累情况，并可发现内膜破裂口、心包和胸腔积液等继发病变。所谓增强 CT 就是做 CT 的时候通过患者静脉里注入一种药（造影剂），这种药能使血管显影，清晰呈现病变，能够帮助确诊。

（2）磁共振成像（MRI）：除了形态学的显示，磁共振成像还能对内膜破裂口、病变范围、瓣膜功能、内膜片的摆动及通过破口的血流、真假腔内血流进行评价，且为无创性检查，但不适用于血流动力学不稳定者。而且对碘过敏、妊娠期、肾功能损害、甲状腺功能亢进或对增强 CT 检查有禁忌等特殊情况的患者，MRI 是首选。

（3）主动脉造影：为有创性检查，对本病的诊断和制定手术方案非常重要。但对于 Stanford A 型的患者，通常不主张冠状动脉造影，因可能会增加患者的死亡率和并发症发生率。

（4）胸部 X 射线检查：简便可靠，紧急情况下是唯一选择，有诊断意义的是内膜钙化斑与动脉外缘间距宽达 6 毫米以上及主动脉呈双腔阴影，此外还有心后间隙变窄、左支气管移位、左侧胸腔积液及心影扩大如烧瓶样改变等。

（5）超声心动图检查：包括经胸主动脉彩超（TTE）和经食管主动脉彩超（TEE），可定位内膜撕裂处，并显示主动脉夹层真、假腔的状态及血流情况，敏感性为 59% ~85%，特异性为 63% ~96%。超声心动图对腹主动脉累及情况的观察效果不佳，但该项检查简便、无损伤，应用较多且用于随访。

14. 主动脉夹层患者为什么要常规测量四肢血压？

一般情况下，高血压患者需要监测血压时主要以右上肢或者左上肢的血压值为参考，而主动脉夹层患者到了医院，护士都会给予双上肢或者四肢血压监测，这是因为夹层撕裂主动脉壁，沿途影响到所有的分支血管，包括双上肢和双下肢的血管，血肿压迫常可引起远端肢体血流减少，导致四肢血压差别较大。若测量的肢体是夹层受累一侧，将会误诊为低血压，从而导致误诊和错误治疗。因此对于主动脉夹层患者，应常规测量四肢血压。

15. 急性期的主动脉夹层患者如何控制好生命体征？

大家都知道常用的五大生命体征包括体温、脉搏、呼吸、血压及疼痛，急性期的主动脉夹层患者治疗原则最重要的是做到观察体温、有效镇痛、控制心率和血压。

（1）体温控制：主动脉夹层体温升高主要和血管内膜撕裂、血肿形成导致炎症因子释放，血管内膜撕裂时的内生性致热源暴露及血块吸收等因素有关，一般物理降温就可以控制了，无感染证据不建议抗感染治疗。

（2）疼痛控制：主动脉夹层患者疼痛剧烈，一般的止疼药控制不住，可以选择适当肌内注射或静脉应用阿片类药物，如吗啡、哌替啶。

（3）心率和血压控制：主动脉夹层患者血压和心率的治疗目标值是收缩压 100 ~ 120 mmHg、心率 60 ~ 80 次/分，血压应降至能保持重要脏器（心、脑、肾）灌注的最低水平。在临床上，对主动脉夹层患者的血压、心率控制目标要因人而异，一般情况下会参考患者平时的基础血压、心率值。

16. 主动脉夹层有哪些治疗方法？（视频：主动脉夹层术前有哪些注意事项？）

主动脉夹层术前有哪些注意事项？

内科保守治疗，外科手术治疗和介入治疗是急性主动脉夹层的主要治疗方法。

内科保守治疗，也就是非手术治疗。治疗的目的是降低心肌收缩力和减慢左心室收缩速度，其关键在于控制血压防止夹层进一步撕裂甚至破裂。在控制血压的基础上，马上给患者止痛镇静，使患者情绪稳定。常用的止痛镇静药是哌替啶和异丙嗪联合，降压药是硝普钠，通过微量泵给药，对稳定急性期 B 型夹层效果良好。对于 Ⅰ 型、Ⅱ 型的夹层,也就是撕裂口在升主动脉,可能会影响到主动脉瓣的夹层,一旦确诊就应该尽快手术,开胸做主动脉瓣膜置换以及血管置换。Ⅰ 型手术方式为升主动脉+主动脉弓人工血管置换术+硬象鼻支架植入术;Ⅱ 型手术方式为升主动脉人工血管置换术;Ⅲ 型夹层,也就是破裂口在降主动脉,通常采取介入治疗,首选覆膜支架植入术,目前腔内修复术已成为弓部未受累的 Ⅲ 型主动脉夹层的主要治疗方法。这种治疗方法创伤小,有利于患者迅速恢复。

17. 主动脉夹层可以不用外科手术治疗吗?

主动脉夹层治疗根据主动脉夹层不同分型选择适当的治疗方法,A 型主动脉夹层主要以外科手术或杂交手术为主,B 型主动脉夹层可以选择内科介入治疗,就是主动脉腔内隔绝术。

18. 什么是主动脉夹层的腔内治疗?（视频:主动脉夹层介入治疗）

主动脉夹层的腔内治疗是一种不开刀的治疗方法,包括主动脉开窗术和经皮植入覆膜支架(图 2-17)进行腔内隔绝术。主动脉开窗术是在分隔真假腔的内膜上造孔,使假腔压力下降,夹层不再继续扩大,受压的真腔内血供增加,从而改善分支供血,尤其适用于主动脉夹层伴内脏或下肢缺血的患者。经皮植入覆膜支架进行腔内隔绝术的原理是将支架血管放置在真腔内,封闭破裂口,隔绝真假腔间血流,重建主动脉管壁,改善远端脏器组织的血供。

主动脉夹层
介入治疗

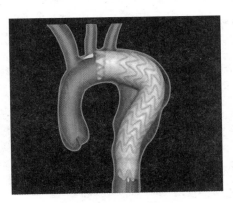

图 2-17　主动脉覆膜支架

19. 主动脉夹层腔内隔绝术的优点是什么？

腔内隔绝术作为治疗主动脉夹层的一种新的手术方式,主要优点集中体现在其微创性方面。创伤小、出血少、恢复快,尤其适用于高龄及全身情况差无法耐受传统手术者,目前成为复杂性 B 型主动脉夹层的标准治疗术式,也适用于部分累及主动脉弓或内脏动脉的夹层病例。

20. 主动脉覆膜支架术前患者应该怎么做？

主动脉覆膜支架术对于患者来说也是一个重大的手术,术前患者肯定会紧张恐惧,如果患者从以下几个方面做好准备,对于手术的顺利进行及预后都有好处。

（1）首先要保证休息好,绝对卧床休息,协助生活护理,保证充足睡眠,避免情绪激动、紧张、恐惧,保持一个良好的心理状态。

（2）合理饮食,进食易消化、粗纤维的食物。

（3）保持大便通畅,必要时使用缓泻剂、开塞露或清洁灌肠协助排便。

（4）配合各种药物治疗,听从医护人员的指导按时按量服药。

（5）配合行各项检查。

21. 术前应如何积极配合医生治疗？

首先一旦确诊主动脉夹层,患者应绝对卧床休息,不可随意坐起下床,避免过度用力,应由他人协助进餐、翻身、排便等。部分患者突然卧床,体位的不适往往造成排便困难,我们通常给予留置尿管、甘油灌肠剂等润滑肠道,禁止用力排便,避免剧烈咳嗽,以防夹层破裂。

其次,保持情绪的稳定也很重要,此病起病急、进展快,多数患者及家属情绪激动、紧张、恐惧、悲伤,而这些不良情绪容易导致血压的波动,造成主动脉的进一步扩张或破裂,所以医护人员应与患者及家属进行有效沟通,协助患者缓解恐惧心理,接受治疗,积极应对手术。

再次,卧床休息期间,应少食多餐,以清淡、易消化、富含维生素、高蛋白的流质或半流质饮食为宜,禁辛辣刺激食物。

最后,我们要严格控制血压、心率及疼痛。血压控制在收缩压 90 ～ 120 mmHg,舒张压 60 ～ 90 mmHg,心率维持在 60 ～ 80 次/分,根据疼痛部位、性质、时间、程度,酌情使用吗啡或哌替啶达到镇静、镇痛的作用,这样能有效地稳定或终止主动脉夹层的继续剥离使症状缓解,疼痛消失。

以上所有术前措施都是为了防止主动脉破裂和夹层进展,为治疗赢得宝贵时间。

22. 主动脉夹层手术后为什么要严格控制血压?

术后必须控制血压,减少渗血和假性动脉瘤的发生。定时测血压,必要时测量四肢血压,并与术前对比,目的是及时发现可能出现的分支血管阻塞及组织灌注不足。主动脉手术吻合口多,创面大,适当控制血压对预防术后出血有重要的作用。控制血压及心率,遵照医嘱规律口服降压药物,将血压控制在正常范围内:收缩压不高于 120 mmHg,舒张压不高于 80 mmHg,尤其避免血压波动。

23. 主动脉夹层术后血压控制在什么范围比较好?

我们都知道高血压是主动脉夹层患者术后死亡的主要原因,血压控制得好可以有效降低 A 型主动脉夹层的远期再次手术率。专家委员会推荐的药物控制目标为血压 120/80 mmHg,心率 60 ~ 80 次/分。但在临床上,对主动脉夹层术后患者的血压、心率控制目标要因人而异,一般情况下会参考患者平时的基础血压、心率值。

24. 主动脉夹层患者术后饮食需要注意哪些?

患者术后未排气时给予流质饮食,如米汤、面汤等;排气后半流质饮食,如面条、蛋羹等;排便后可逐渐过渡到普食。术后应少食多餐,注意饮食搭配,多食蔬菜、水果、杂粮,少食动物脂肪及胆固醇高的食物,保持排便通畅。伴有糖尿病或高血压的患者,注意低糖、低盐、低脂饮食。

25. 主动脉夹层患者术后活动需要注意哪些?

术后早期床上肢体活动包括:①手握伸;②肘屈伸;③肩抬举;④踝背屈;⑤床上蹬自行车;⑥床上坐起。每关节 10 次,每天锻炼 3 次。术后转回病房第一天,在家属协助下坐到床边,第二天下床活动,第三天增加下床活动的时间,第四天在家属陪同下走廊活动。

术后早期要进行肺部功能锻炼，多拍背咳痰，鼓励患者深呼吸，自主咳嗽、咳痰，可通过呼吸训练器或吹气球的锻炼方法，防止肺不张的发生而引起肺部感染。

主动脉夹层术后短期内尽量不要做剧烈运动，尤其是术后 3 个月到半年，尽量在家休息，处于相对平稳的状态，使撕裂的内膜与动脉壁充分贴合，胸骨完全愈合。出院之后，休息 2 周左右就可以做一些轻体力工作，但不要过于劳累。时间长了以后，就可以正常生活了。但是这些患者，大多数有病理基础，比如，动脉硬化、高血压甚至马凡综合征等，所以在剧烈运动时应该谨慎。

26. 主动脉夹层患者术后用药需要注意哪些？

抗凝治疗，术后需根据具体情况进行适当抗凝治疗，以防止人工机械瓣膜及血管内血栓形成。注意观察抗凝药物的副作用和不良反应。如有无牙龈出血、皮肤出血点、尿血、女患者月经量增多等抗凝药物过量表现，及时复查凝血四项。

高血压患者术后要按时正确服药，控制血压，并学会如何正确测量血压。

27. 主动脉夹层手术后需要复查吗？多长时间复查一次？复查哪些项目？

主动脉夹层术后要定期复查，主张术后 1 个月、3 个月、半年、1 年以及此后每年都要来医院复诊，复查增强 CT 以及抽血检查肝功能、肾功能、血脂等，判断以往造成动脉硬化的危险因素控制情况是否满意。同时复查支架有无位置变化，原来的动脉内膜撕裂破口覆盖得是否满意，远端的小破口是否闭合或有无继续增大，有没有形成新的夹层动脉瘤等。当然，如果突然出现任何不舒服的情况都应该及时到医院就诊。

（陈俊红　安晓丽　王　晶　乔亚娟　刘玉慧　白　桃）

（十）先天性心脏病

1. 什么是先天性心脏病？

先天性心脏病（以下简称先心病）是先天性畸形中最常见的一类，指在胚胎发育时期（胚胎8周左右）由于心脏及大血管的形成障碍或发育异常而引起的心脏解剖结构异常，或出生后应自动关闭的通道未能闭合（在胎儿期属正常）的情形。先心病约占各种先天畸形的28%，占出生活婴的0.4%～1%，这意味着我国每年新增先心病患者15万～20万。

正常心脏有4个腔，即左、右心房和左、右心室，两心房和两心室之间有像"墙"一样的房间隔和室间隔，互不相通。如果左右心房之间或左右心室之间的"墙"有缺损，导致两个心房相通或两个心室之间相通，就是我们常见的房间隔缺损或室间隔缺损性先心病。除了心脏内部的结构不正常外，心脏的血管异常也称为先心病。主动脉和肺动脉是分别从左心室和右心室发出的大血管，胎儿未出生之前，有一根叫动脉导管的管道连接主动脉和肺动脉，胎儿出生后，动脉导管应逐渐闭合，如在婴儿期动脉导管仍未闭合，就是动脉导管未闭。

先心病的种类很多，有单一的心内结构异常，单一的血管异常，也有几种异常情况并存的，甚至缺失部分心脏结构，例如单心房、单心室等。先心病并不可怕，随着医学技术的飞速发展，大部分先心病孩子通过介入或者外科手术治疗，可以恢复正常。少部分先心病孩子在5岁前有自愈的机会（需定期复查，以免耽误治疗时机），另外有少部分先心病孩子症状轻微、对生长发育无明显影响，不需任何治疗。但还有一部分复杂的先心病孩子可能需要先做一些减轻症状的手术，第二步再达到根治的效果。可以说大部分的先心病都可以得到一个满意的治疗的效果。

2. 宝宝为什么会患先心病？（视频：为什么会患先天性心脏病？）

为什么会患先天性心脏病？

先心病孩子的家长经常有这样的疑问，夫妻双方都没有心脏病，家族里面也没有人患先心病，但是生下来的孩子为什么会有先心病？

由于心血管系统的发育在胚胎早期,从受精卵发育成最终的胎儿心脏结构需要 8 周时间,故先心病的发生主要是胎儿期心脏发育过程出了问题,其影响因素包括遗传、环境、药物和疾病等因素。

(1)遗传因素:以唐氏综合征(21-三体综合征,先天愚型)的患儿为例,其中有 50% 的唐氏综合征患儿伴发先心病,以心内膜垫缺损多见。有资料表明先心病患儿的同胞和子女再患病率在 4% 左右。

(2)环境因素:指孕前期和孕中期所处的环境,包括居住和工作环境。其中环境因素包括物理因素和化学因素。物理因素主要指放射线和放射性物质,如 X 射线、核物质等,化学因素主要是长时间接触有毒的化学制品和有害气体,如苯、甲苯、甲醛、二氧化硫、氨气等,接触有害重金属如汞、镉、铅、砷等,这些物质致癌、致畸、致突变,同时也会对胎儿造成影响,引起包括先心病在内的各种畸形。强的电磁波对胎儿也有一定影响,平时生活中要避免。

(3)药物因素:怀孕早期服用阿司匹林、抗生素、避孕药等。

(4)疾病因素:孕妇叶酸缺乏或患有代谢紊乱性疾病、子宫内缺氧的慢性疾病等,怀孕早期有风疹、麻疹、流行性感冒、柯萨奇病毒感染等,这些都是导致胎儿心脏发育畸形的高危因素。

另外临床研究发现,怀孕早期酗酒、吸食毒品,高龄产妇等也是导致胎儿心脏畸形的原因。部分先心病与染色体畸形或者基因突变相关联。这类患儿除了先心病以外,还可能合并其他系统疾病,如智力障碍、免疫缺陷等。先心病病因很多,目前发病机制并不完全明确,但是,我们可以通过避免以上因素,减少宝宝患病的可能性。

3. 孕妈怎样知道宝宝有无先心病?

先心病是一个让准爸爸准妈妈们闻之色变的疾病。临床上,笔者经常碰见各类先心病的患儿。也有些父母常常问道:我孕期做四维彩超了,为什么没有查出来孩子有先心病? 难道先心病不能产前诊断吗? 我们就来说说先心病有关产前诊断的那些事。

胎儿心脏超声心动图检查不同于四维彩超。四维彩超是排查胎儿畸形的重要手段,比如是否有手足缺陷,颜面部缺陷,心脏的心房心室是否成型。但要排查先心病,却需要更专业的心血管专业的超声科医生进行胎儿心脏彩超的检查。

一般情况下,所有的孕妇都是需要进行胎儿心脏超声心动图检查的。但是有的妈妈条件实在有限,又担心宝宝的健康,那么我来给大家说一说,具有以下高危因素的孕妇,是一定要进行胎儿心脏超声检查的。

(1)怀孕的时候年龄在 35 岁以上(高龄产妇)。

(2)有先心病的家族史。

(3)患有糖尿病、红斑狼疮等疾病。

(4)在怀孕早期接触了酒精、风疹病毒等致畸因素。

(5)胎儿发育迟缓。

(6)胎儿的心律失常(心跳太快、太慢等)。

(7)胎儿有心脏以外畸形,比如脐膨出、肾发育不全等。

(8)胎儿出现非免疫性水肿。

(9)羊水过多或者过少。

(10)曾经有流产、宫内死胎等不正常妊娠史。

准妈妈们在怀孕 16 ~ 22 周的时候,是做心脏超声心动图检查的最佳时期,如果检查得太早,会导致检查的范围太小,没什么价值。如果检查得太晚,宝宝的位置和骨骼会影响检查的成像。

4. 如何观察宝宝是否患有先心病?（视频:先天性心脏病孩子与正常孩子区别）

先天性心脏病孩子与正常孩子区别

早期发现先心病主要依靠怀孕期间进行的心脏超声心动图检查。胎儿心脏超声心动图是发现先心病的最佳影像学手段,没有射线辐射,操作安全,即使反复检查,也不会对孕妇和胎儿造成伤害。国外有医学文献报道,检查的特异性接近 100%,也就是说,基本上可以明确鉴别出胎儿是否存在先心病。根据笔者临床观察,国内开展先心病治疗的医院对先心病有较高的检出率,但对于县级以下的医院对胎儿时期先心病的认识还有一定的局限性,存在部分漏诊率。但对于简单先心病,无论是国内还是国外也存在一些漏诊,比如很小的室间隔缺损很难通过胎儿心脏超声心动图在产前做出诊断。那么家长该如何观察已经出生的宝宝是否患有先心病呢?

(1)心脏杂音:正常小儿的心跳像钟摆一样,两声一组“咚嗒、咚嗒……",每一声都很清楚;但在先心病患儿的左侧胸壁(心脏一般在左侧胸腔)能听到两声之间有吹风样、机器开动样的声音,有的孩子由于心脏跳动比较明显,用手轻轻地放到孩子左侧胸壁即可摸到震颤。心脏杂音多在就诊时被医生听诊时发现,部分儿童可有生理性杂音,这需要和先心病的杂音进行区别。

(2)青紫:口唇、指(趾)甲床、鼻尖最明显,哭闹后加重。可于出生后持续存在,也可于出生后3~4个月逐渐明显。大动脉转位、法洛四联症、完全性肺静脉异位引流、肺动脉闭锁、三尖瓣闭锁、单心室等复杂先心病早期可出现青紫。而潜伏青紫型先心病(如室间隔缺损、房间隔缺损、动脉导管未闭)平时并无青紫,只是在活动、哭闹、屏气或患肺炎时才出现青紫,晚期发生肺动脉高压和右心衰竭时可出现持续青紫。

(3)易患呼吸道感染:多数先心病由于肺血流量增多,平时易反复患上呼吸道感染或肺炎,反复呼吸道感染又进一步影响心功能,二者常常互为因果,是先心病的主要死亡原因之一。

(4)体力差:由于心功能差、供血不足和缺氧所致,重症患儿在婴儿期即有喂养困难,吃几口奶歇歇再吃,呼吸快、费力,易呕吐和大量出汗,喜竖立抱。年长儿不愿活动,喜蹲踞,活动后易疲劳,阵发性呼吸困难,缺氧严重者常在哺乳、哭闹或大便时突然昏厥,易出现心力衰竭。

(5)发育差:先心病宝宝多有发育迟缓,有青紫者尤其明显,严重者宝宝的智力发育也可能受影响。

5. 什么是缺氧发作? 宝宝缺氧发作时怎么办? (视频:先天性心脏病宝宝缺氧发作)

先天性心脏病宝宝缺氧发作

缺氧发作表现为阵发性的呼吸急促、深长呼吸,发绀加重,烦躁不安,肌张力降低,偶发意识丧失,发作的时间一般很短,仅几秒钟,持续时间长者可引起昏迷甚至死亡。既往无任何心脏病史,发生心源性脑缺氧发作极易误诊为癫痫。

缺氧发作和一般惊厥表现不同,此症是脑血流中断,发作时脸色苍白,过后即转红。而惊厥则表现为一般呼吸不畅,氧供中断,发作时面色青紫,发作过后面色灰暗。

缺氧发作最常见于法洛四联症、重度肺动脉狭窄和主动脉缩窄的患儿，也见于较严重的心律失常患儿，例如家族性 Q-T 间期延长综合征、三度房室传导阻滞、室性心动过速及病态窦房结综合征等疾病。

在家中发现患儿缺氧发作时应让患儿处于膝胸卧位。对于不能配合的婴幼儿，家长可以把孩子抱起或侧躺于床上，将其膝盖弯曲抵至前胸；对于大龄儿可以让孩子趴下，膝盖弯曲，抵至前胸；也可以让其抱着枕头向下屈膝，保持膝胸姿势。在医院如孩子发生缺氧发作，立即摆膝胸卧位，给予高流量吸氧，同时应用镇静药物并快速建立静脉通路，必要时行急诊手术治疗原发病。

6. 先心病都有哪些种类？（视频：先天性心脏病的种类）

先天性心脏病的种类

先心病的分类方法有多种，一般根据孩子有无青紫的情况分为发绀型和非发绀型。第二类是常见的先心病，例如房间隔缺损、室间隔缺损、动脉导管未闭等。青紫型先心病，顾名思义，即孩子的口唇、指甲、鼻尖、耳垂等末梢部位青紫，常见于复杂先心病，例如法洛四联症、完全性肺静脉异位引流、完全性大动脉转位、右室双出口、重度肺动脉狭窄、单心房、单心室等。也有医生把先心病分为左向右分流型、发绀型、梗阻型和其他类型。

7. 成人先心病是怎么回事？

成人先心病是指年龄在 18 岁及 18 岁以上的先心病。以前，先心病被认为是一种儿科疾病，但是以下几种情况的出现发现了成人先心病：第一种情况症状轻，对患者的生长发育及生活学习没有影响，一直以来没有被发现，偶尔的一次体检听到心脏杂音，经心脏彩超检查确诊为先心病。常见于较小的房间隔缺损、室间隔缺损，较细的动脉导管未闭，较小的冠状动脉瘘，还有无青紫的肺动脉狭窄等。第二种情况是曾经在婴幼儿期做过复杂先心病手术，成年后心脏的结构或血管仍有异常，即俗话说的后遗症。例如法洛四联症手术后远期的肺动脉瓣反流，大动脉转位术后可能存在右心室流出道梗阻，完全性房室间隔缺损术后远期瓣膜问题，主动脉缩窄手术后出现手术部位的再狭窄和动脉瘤样扩张等。也有可能是在儿童期由于疾病的原因，不能行根治术，做过先心病姑息手术，例如 Glenn 术后。第三种情况为介于几十年前经济、知识或医疗条件的限制，家长知道孩子患有先心病，但没有治疗者。这些患者最常见于室间隔缺损合并肺动脉高压者，小时候症状不明显，随着年龄的增长最终发展到艾森曼格综合征，出现严重的发绀和病情的恶化，突然出现心力衰竭、咯血等，失去手术机会。

8. 什么是房间隔缺损？

房间隔缺损为临床上常见的先天性心脏畸形之一，是原始房间隔在胚胎发育过程中出现异常，致左、右心房之间遗留孔隙。我们的心脏有 4 个腔室，相当于有 4 个房间，分别称为左心房、左心室、右心房、右心室，正常情况下两个心房之间互不相通。房间隔缺损可单独发生，也可与其他类型的心血管畸形并存，女性多见，男女之比约 1 ∶ 3。由于心房水平存在分流，可引起相应的血流动力学异常。

9. 房间隔缺损有哪些类型？

房间隔缺损分为原发孔缺损和继发孔缺损。原发孔缺损常伴有二尖瓣和三尖瓣的畸形；继发孔缺损又分为中央型缺损（卵圆窝型缺损）、上腔型缺损（静脉窦型缺损）、下腔型缺损和混合型缺损。继发孔缺损常伴有其他心内畸形，如肺动脉瓣狭窄、二尖瓣狭窄等。

10. 房间隔缺损患者为什么会出现青紫？

房间隔缺损对血流动力学的影响主要取决于分流量的多少。分流量的多少除取决于缺损口大小，还与左、右心室的顺应性和体、肺循环的相对阻力有关。持续的肺血流量增加导致肺淤血，使右心容量负荷增加，肺血管顺应性下降，从功能性肺动脉高压发展为器质性肺动脉高压，右心系统压力随之持续增高直至超过左心系统的压力，使原来的左向右分流逆转为右向左分流而出现青紫。

11. 房间隔缺损有哪些治疗方法？

房间隔缺损的治疗方法包括心脏直视修补术和介入治疗两种。①心脏直视修补术在未开展介入手术治疗以前，对所有单纯房间隔缺损已引起血流动力学改变者均应手术治疗。②介入治疗，也就是房间隔缺损封堵术，包括经皮房间隔缺损介入封堵术和经胸微创封堵术。

12.什么是经皮房间隔缺损介入封堵术?

经皮房间隔缺损介入封堵术是指经股静脉插管,应用特殊器械将镍钛合金或陶瓷材质的封堵器(双面伞样结构)送入房间隔缺损部位,使封堵器紧紧夹住房间隔,释放后闭合房间隔缺损从而达到治疗目的。

虽然医学在不断进步,特别是偏心伞的推出,大多数房缺可以采取微创介入治疗,但还有一部分必须经外科手术才能根治,符合以下条件的可以选择介入封堵术。

(1)继发孔型房间隔缺损直径≥5毫米,伴右心容量负荷增加,≤36毫米的左向右分流房间隔缺损。

(2)缺损边缘至冠状静脉窦,上、下腔静脉及肺静脉的距离≥5毫米,至房室瓣≥7毫米。

(3)房间隔的直径大于所选用封堵伞左房侧的直径。

(4)不合并必须外科手术的其他心脏畸形。

13.什么是卵圆孔未闭? 卵圆孔未闭是怎样形成的?

心脏有左右心房和左右心室四个腔室,左右心房和左右心室之间都是一"墙"相隔,胎儿时期,左右心房之间的"墙"上有个孔洞,左右心房之间通过这个孔洞相互交通,这个相互交通的孔,就是卵圆孔,血液从右心房流至左心房,卵圆孔呈开放状态,卵圆孔是心脏房间隔在胚胎时期的一个生理性通道,正常情况下在出生后5~7个月左右融合。追溯到胚胎发育期,在胚胎发育至第6~7周时,心房间隔先后发出2个隔,先出现的隔为原发隔,后出现的隔为继发隔。胚胎时期,卵圆孔位于原发隔与继发隔的相交处,原发间隔薄片覆盖;胎儿期,左右心房血液相通,血液从右心房流至左心房,卵圆孔呈开放状态;新生儿出生时,随着第一声啼哭,左心房压力升高,使左侧的原发隔部分紧贴在右侧的继发隔上,发生功能性闭合,1年内达到解剖上的闭合。若年龄大于3岁的幼儿卵圆孔仍不闭合称为卵圆孔未闭。

14.卵圆孔未闭患者会出现哪些症状?

卵圆孔未闭的患者,根据有无血液分流及分流量的大小会出现不同的症状,卵圆孔未闭在无分流或分流量小时多无症状,难以听到杂音。当发生明显分流时可出现不明原因脑卒中或偏头痛,同时也可伴随晕厥、暂时性失语、睡眠性呼吸暂停、平卧性呼吸困难、斜卧呼吸-直立性低氧血症等潜在症状。

15. 卵圆孔未闭患者为什么会发生脑卒中?

发生过程是这样的:如果孩子年龄大于 3 岁,卵圆孔仍未闭合,此时右心房压不断增高,导致心房水平由右向左分流,静脉血流的栓子会经过未闭合的卵圆孔,再从左心房流入左心室,进而随着血液循环,进入颅内或其他动脉,引起颅内血管栓塞,增加患者脑血管血栓的概率,随着年龄增加,特别是到了中青年时期缺血性脑卒中发生率更高。

16. 卵圆孔未闭患者的辅助检查有哪些?

大家都知道有效的辅助检查可以更快地确诊疾病,那么卵圆孔未闭的辅助检查,都有哪些呢?

(1)超声心动图:可发现左向右分流或右向左分流的卵圆孔未闭。

(2)心导管检查:可直接证实卵圆孔未闭的存在。

(3)心电图、X 射线检查:一般无明显异常。

卵圆孔未闭主要靠心脏超声检查来明确诊断。

17. 卵圆孔未闭患者的治疗方式有哪些?

卵圆孔未闭合并不明原因脑卒中、一过性脑缺血发作或偏头痛等,应给予治疗,包括药物治疗(抗凝剂或抗血小板聚集制剂)和手术治疗。

(1)介入治疗:经导管封堵卵圆孔未闭。

(2)手术治疗:多数情况下,外科修补卵圆孔未闭已被介入治疗所替代。

18. 所有的卵圆孔未闭患者都适用于介入封堵术吗?

不是所有的卵圆孔未闭患者都适用于介入封堵术,有适应证的可以做介入封堵:

(1)年龄大于 16 岁。

(2)不明原因脑栓塞或短暂性脑缺血发作合并卵圆孔未闭,且有中-大量右向左分流。

（3）卵圆孔未闭相关脑梗死或一过性脑缺血发作,使用抗血小板聚集或抗凝治疗无效或仍有复发;或卵圆孔未闭合并明确深静脉血栓或肺栓塞,不适宜抗凝治疗者。

（4）顽固性或慢性偏头痛合并卵圆孔未闭。

19. 什么是室间隔缺损？室间隔缺损有哪些类型？（视频:室间隔缺损）

室间隔缺损

室间隔缺损是指室间隔在胚胎时期发育不全,形成异常交通,在心室水平产生左向右分流。室间隔缺损是最常见的先心病,约占先心病的20%,可单独存在,也可与其他畸形并存,缺损常在0.1～3.0厘米,就像在左右心室之间形成一个小小的桥梁通道。

根据缺损的部位、缺损边缘特点及与房室瓣、主动脉瓣关系,室间隔缺损可分为以下几种。

（1）膜部缺损:最常见,可分为膜周流入道型缺损、膜周小梁部型缺损、膜周流出道型缺损。

（2）漏斗部缺损:又可分为干下型和嵴内型。

（3）肌部缺损:缺损的边缘均为室间隔的肌肉,膜部室间隔完整。

20. 室间隔缺损患者会出现哪些症状？

一般根据血流动力学受影响的程度,症状轻重等,临床上分为大、中、小型室间隔缺损。

（1）小型室间隔缺损:此类患者通常无症状。

（2）中型室间隔缺损:部分患者有劳力性呼吸困难。

（3）大型室间隔缺损:因血流动力学影响严重,存活至成人期者较少见,且常因出现右向左分流而呈现青紫;并有呼吸困难及负荷能力下降。

21. 室间隔缺损都必须手术治疗吗？室间隔缺损如何治疗呢？

婴幼儿小型缺损如缺损口直径小于5毫米,有自然闭合的可能,可先在门诊随访至学龄前期。但若有肺动脉高压的形成,应尽早给予手术干预。

随着年龄增长,室间隔缺损自愈的可能性逐渐减少,不能自然闭合或大中型室间隔缺损治疗可根据患者病情选择内科介入封堵术或外科体外循环下直视手术修补术。

22. 什么是室间隔缺损经皮介入封堵术?(视频:室间隔缺损介入封堵)

室间隔缺损
介入封堵

室间隔缺损经皮介入封堵术是指在对患者进行局部(成人)或全身(儿童)麻醉的情况下(是否需要全身麻醉取决于患者的配合程度),通过穿刺周围血管(股动静脉、桡动脉等),在血管造影系统的引导下,应用特殊器械沿血管将封堵器送达室间隔缺损位置,使封堵器紧紧夹住室间隔的左右心室面,达到闭合缺损口的目的。

根据临床经验,如果室间隔缺损的周边关系良好,缺损残端足够封堵伞着力就可以封堵了,符合以下条件者可行内科介入封堵术。

(1)有血流动力学异常的单纯性室间隔缺损,直径>3 毫米且<14 毫米。

(2)室间隔缺损上缘距主动脉右冠瓣≥2 毫米,无主动脉右冠瓣脱入室间隔缺损及主动脉瓣反流。

(3)超声在大血管短轴五腔心切面 9 ~ 12 点位置。

(4)肌部室间隔缺损>3 毫米。

(5)外科手术后残余分流。

23. 什么是动脉导管未闭? 动脉导管未闭如何治疗呢?

动脉导管未闭是胎儿期连接肺动脉主干与降主动脉的动脉导管于出生后未闭合所致,是一种较常见的先天性心血管畸形,占先心病总数的 12% ~ 15% ,女性约两倍于男性。约 10% 的病例并存其他心血管畸形。

一般来讲,不同年龄、不同大小的动脉导管均应经介入或手术方法予以关闭。内科介入治疗安全而且疗效可靠,能够一次性根治,患者痛苦小,没有手术瘢痕,是动脉导管未闭的首选治疗方法。但如果是粗大的动脉导管,一般在婴幼儿期会表现为难治愈的肺部感染症状,甚至导致心衰,患儿生长发育较同龄儿落后时,应尽早给予手术干预治疗。

24.什么是动脉导管未闭经皮介入封堵术？（视频：动脉导管未闭介入封堵）

动脉导管未闭介入封堵

动脉导管未闭封堵术的过程：一般在局部麻醉下进行，但如果患者较小，无法配合手术，可以在全身麻醉下进行。需要经右侧大腿根部股动、静脉分别插入一根导管，插入股动脉的导管用于主动脉造影，以便明确动脉导管的位置、形态、粗细长短等。动脉导管的位置明确后，再由股静脉插管通过输送鞘管送入封堵器到动脉导管所在部位进行封堵。封堵器一头大、一头小，就像塞子一样塞住了动脉导管，血液就不会再从主动脉分流到肺动脉了。

绝大多数的动脉导管未闭均可经皮介入封堵。可根据不同年龄，不同类型的动脉导管未闭选择不同的封堵器械。蘑菇伞型封堵器是目前应用最为广泛的封堵器；其他还有弹簧圈、成角型蘑菇伞封堵器、肌部和膜部室间隔缺损封堵器等。但合并如下情况：感染性心内膜炎、心脏瓣膜或导管内有赘生物、严重肺动脉高压出现右向左分流、合并需要外科手术矫治的心内畸形、依赖动脉导管存活的患者、合并其他不宜手术和介入治疗疾病的患者不适合介入封堵。

25. 什么是肺动脉瓣狭窄？有几种类型？

了解肺动脉瓣狭窄之前要先弄明白什么是肺动脉瓣，肺动脉瓣位于右心室和肺动脉之间，防止射入肺动脉的血液反流回右心室。在胚胎发育第6周，动脉干开始分隔成为主动脉与肺动脉，在肺动脉腔内膜开始形成三个瓣膜的原始结节，并向腔内生长，继而吸收变薄形成三个肺动脉瓣，如瓣膜在生长过程发生障碍，如孕妇发生宫内感染尤其是风疹病毒感染时，三个瓣叶交界融合成为一个圆顶状突起的鱼嘴状口，即形成肺动脉瓣狭窄。先天性肺动脉瓣狭窄指肺动脉瓣、瓣上或瓣下有狭窄，这种先天性畸形常单独出现，发病率较高，在成人先心病中可达25%（图2-18）。

根据病理变化可分为3种类型：①瓣膜型肺动脉瓣狭窄；②瓣下型肺动脉瓣狭窄；③瓣上型肺动脉瓣狭窄。

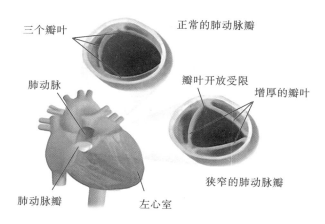

图 2-18　肺动脉瓣狭窄

26.肺动脉瓣狭窄患者会出现哪些症状?

本病男女之比约为 3∶2,发病年龄大多在 10～20 岁,症状与肺动脉狭窄密切相关。

(1)轻度肺动脉狭窄患者一般无症状。

(2)随着年龄的增大,症状逐渐显现,主要表现为劳动耐力差、乏力和劳累后心悸、气急等症状。

(3)重度狭窄者可有头晕或剧烈运动后晕厥发作甚至猝死。

(4)晚期病例出现颈静脉怒张、肝大和下肢水肿等右心衰竭的症状,如并存房间隔缺损或卵圆窝未闭,可见口唇或末梢指(趾)端发绀和杵状指(趾)。

27.肺动脉瓣狭窄患者的辅助检查有哪些?

为了辅助肺动脉瓣狭窄的确诊,临床上建议做以下检查。

(1)心电图:可出现电轴右偏、右室肥大、右房增大。也可见不完全右束支传导阻滞。

(2)X 射线检查:可见肺动脉段突出,肺血管影细小,肺野异常清晰,心尖左移上翘,心影明显增大。

(3)超声心动图:可见肺动脉瓣增厚,可定量测定瓣口面积,可计算出跨瓣或狭窄上下压力阶差。

(4)右心导管检查和右心室造影:可确定狭窄的部位及类型,测定右心室和肺动脉的压力。

28. 肺动脉瓣狭窄治疗方法有哪些?

轻度肺动脉瓣狭窄患者临床上无症状,可正常生长发育并具备正常的生活能力,可无须手术治疗;中度狭窄患者,一般在 20 岁左右出现活动后心悸气短,如不采取手术治疗,随着年龄的增长会导致右心室负荷过重出现右心衰竭的症状,从而丧失生活和劳动能力;极重度肺动脉瓣狭窄患者常在幼儿期出现明显症状,如不及时治疗常可在幼儿期死亡。治疗方式可以选择以下两种。①介入治疗:经皮球囊肺动脉瓣成形术;②手术治疗:球囊扩张不成功或不宜行球囊扩张者,如狭窄上下压力阶差大于 40 mmHg 应采取手术治疗。随着医学的发展,经皮球囊肺动脉瓣膜成形术已经成为单纯性肺动脉瓣狭窄的首选治疗方法。

经皮球囊肺动脉瓣成形术是较早应用的非手术介入性先天性心血管病的治疗措施,首例成功报告于 1982 年。国内也于 20 世纪 80 年代后期起步,目前已累积了较为成熟的经验,成为单纯肺动脉瓣狭窄的首选治疗方法。手术机制是球囊充盈时可产生高达 3 个大气压的压力,利用向球囊内加压对狭窄的瓣口产生的张力而引起狭窄的膜撕裂,从而解除肺动脉瓣狭窄。

29. 哪些肺动脉瓣狭窄患者可以进行经皮球囊肺动脉瓣成形术?

以下肺动脉狭窄患者可以行经皮球囊肺动脉瓣成形术。

(1)单纯肺动脉瓣狭窄,跨瓣肺动脉压差≥40 mmHg。

(2)青少年及成人患者,跨瓣肺动脉压差≥30 mmHg,同时合并劳力性呼吸困难、心绞痛、晕厥或先兆晕厥等症状。

30. 什么是肺动脉高压? (视频:肺动脉高压)

肺动脉高压

说起肺动脉高压,也许很多人比较陌生;但说起高血压,大家应该都很熟悉。其实,肺动脉高压就是肺动脉的高血压。血液在血管内流动时会对血管壁产生一定的压力,血管不同产生的压力也不同。我们把主动脉的压力叫主动脉压,也就是我们通常所说的血压。同样,我们把肺动脉的压力叫肺动脉压,当这个压力超过正常值时,就是肺动脉高压。肺动脉高压可以分为原发性和继发性。继发性肺动脉高压是先心病最常见的并发症之一,也是决定先心病病情和预后的重要因素。

各种原因造成肺血流量增多或者肺血管阻力增大,都会导致肺动脉压升高,称为继发性肺动脉高压。肺的血流量增多,肺血管承受的压力就会增加,在早期解除过多的血流,肺血管承受的压力会降低,此时我们称其为动力型肺动脉高压;但是,如果血流增多持续存在,肺血管长期处于高压状态,则肺血管(主要是肺小动脉)会发生收缩、增厚、弹性降低,晚期肺动脉压力甚至增高超过主动脉压力,这种因为肺动脉血管壁变化造成的肺动脉高压称为梗阻型肺动脉高压,是继发性肺动脉高压发展到晚期的表现,此时即使解除过多的血流,肺动脉压力也不会明显降低。故如果先心病合并有肺动脉高压时需要尽快手术治疗,以免耽误手术时间。

原发性肺动脉高压原因不明,表现为肺动脉压力不断上升,肺小血管变硬、狭窄或堵塞。

31. 什么是法洛四联症?

法洛四联症是临床上常见的先天性心脏畸形,它是一种联合病症,包括肺动脉瓣狭窄、室间隔缺损、主动脉骑跨(主动脉骑跨于缺损的室间隔上)、右心室肥厚 4 种异常,法洛四联症是儿童最常见的发绀型先心病,其预后取决于肺动脉瓣狭窄程度及侧支循环情况。在成人先心病中所占比例接近10%。本症主要畸形为室间隔缺损,均为大缺损(图 2-19)。

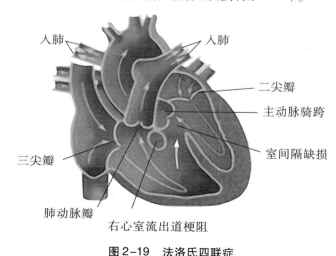

入肺　　　　　　　入肺
二尖瓣
主动脉骑跨
室间隔缺损
三尖瓣
肺动脉瓣
右心室流出道梗阻

图 2-19　法洛氏四联症

32. 法洛四联症患者会出现哪些症状?

临床上,法洛四联症的患者最好判断,患儿最喜欢蹲踞,同时还有明显的青紫或杵状指(趾)。

(1)自幼出现的进行性青紫和呼吸困难、易疲乏、劳累后常取蹲踞位休息。

(2)严重缺氧时可引起晕厥,长期右心压力增高及缺氧可发生心功能不全。

(3)除明显青紫外,常伴有杵状指(趾)。

33. 法洛四联症患儿平时为什么喜蹲踞?

蹲踞是指两膝弯曲,脚底和臀部着地蹲坐着。法洛四联症患儿喜蹲踞是因为可以暂时缓解缺氧症状:由于蹲踞时下肢屈曲,增加体循环阻力,使右向左分流减少,从而增加肺血量;同时,下肢屈曲使静脉回心血量减少,减轻心负荷使动脉血氧饱和度升高,所以患儿喜蹲踞。

34. 法洛四联症患者的辅助检查有哪些? 如何治疗?

法洛四联症患者的临床表现特别明显,那么,法洛四联症的辅助检查都有哪些呢?

(1)血常规检查:可显示红细胞、血红蛋白及血细胞比容均显著增高。

(2)心电图:可见电轴右偏、右心室肥厚。

(3)X射线检查:主要为右心室肥厚表现,肺动脉段凹陷,形成木靴状外形,肺血管纹理减少。

(4)超声心动图:可显示右心室肥厚、室间隔缺损及主动脉骑跨。右心室流出道狭窄及肺动脉瓣的情况也可以显示。

(5)磁共振检查:对于各种解剖结构异常可进一步清晰显示。

(6)心导管检查:对拟行手术治疗的患者应行心导管检查,根据血流动力学改变,血氧饱和度变化及分流情况进一步确定畸形的性质和程度,以及有无其他合并畸形,为制订手术方案提供依据。

未经手术而存活至成年的法洛四联症患者,唯一可选择的治疗方法为手术纠正畸形,手术危险性较儿童期手术大,但仍应争取手术治疗。近年来,随着先心病介入治疗技术的迅速发展,目前介入治疗已成为先心病治疗的重要手段,导管介入与外科手术相结合镶嵌治疗法洛四联症,大大增加了患者的救治机会。

35. 什么是二叶主动脉瓣?

二叶主动脉瓣就是主动脉瓣的二叶畸形,对于不学医的普通人群来说很难理解,咱们首先要了解正常的主动脉瓣,正常的主动脉瓣共有三个瓣膜,心脏收缩时,三个瓣膜同时打开,血液由左心室进入主动脉;心脏舒张时,三个瓣膜协同关闭,防止血液从主动脉反流入左心室。二叶主动脉瓣畸形是指主动脉的瓣膜部分融合,导致本身 3 个瓣膜的结构变为 2 个瓣膜,患者仅有 2 个瓣膜开放,开放的面积很小,造成主动脉瓣缩小,从而产生一系列的症状。先天性二叶主动脉瓣是成人先心病中较常见的类型之一,在人群中的发病率约为 1%。随着超声心动图的发展,其检出率增加明显。二叶主动脉瓣一方面造成主动脉瓣功能异常,即瓣口狭窄或关闭不全或兼而有之,另一方面局部异常的血流也造成瓣膜的损伤或发生感染。

36. 二叶主动脉瓣患者会出现哪些症状?

由于病变程度不同,二叶主动脉瓣患者的临床表现和症状各异,主要表现为心悸、乏力、头晕,偶有晕厥和心绞痛。主动脉瓣轻度狭窄多无临床症状;部分中度狭窄可表现为活动量增大时胸闷、气短;重度狭窄常有胸痛、眩晕、晕厥和充血性心衰的症状;少部分重度狭窄患者剧烈活动后可发生猝死。婴幼儿一般症状常较轻,至青春期后才会出现症状,特别是单纯主动脉瓣二瓣化者。部分在婴幼儿期发病,称为"危重主动脉瓣狭窄",表现为严重的充血性心力衰竭、呼吸困难、急促、少尿及代谢性酸中毒。

37. 二叶主动脉瓣患者的辅助检查有哪些?

二叶主动脉瓣患者的辅助检查中,超声心动图是可以确诊的。

(1)超声心动图:是诊断二叶主动脉瓣最直接、最可靠的检查方法。

(2)心电图及 X 射线检查:伴发主动脉瓣狭窄后继发左心室肥厚,或伴发主动脉瓣关闭不全继发左心室扩大,心电图及 X 射线检查可有相应的表现。

(3)心导管检查:仅用于拟行介入或手术治疗的患者。

38. 二叶主动脉瓣患者如何治疗?

(1)介入治疗:经皮球囊主动脉瓣成形术。

(2)手术治疗:对于有瓣膜狭窄且有相应症状,跨瓣压力阶差≥50 mmHg时,宜行瓣膜成形手术,对于瓣膜关闭不全,心脏进行性增大者,应考虑外科换瓣手术治疗。

39. 哪些二叶主动脉瓣患者适用于经皮球囊主动脉瓣成形术?

典型主动脉瓣狭窄不伴主动脉严重钙化,心输出量正常时经导管检查跨瓣主动脉压力阶差≥60 mmHg,无或仅轻度主动脉瓣反流;对于青少年及成人患者,若跨瓣主动脉压力阶差≥50 mmHg,同时合并有劳力型呼吸困难、心绞痛、晕厥或先兆晕厥等症状,或者体表心电图安静或运动状态下左导联出现T波成ST段变化,亦推荐球囊扩张术。

40. 什么是先天性三尖瓣下移畸形?

先天性三尖瓣下移畸形在临床中比较罕见,那么什么是三尖瓣下移畸形呢?先天性三尖瓣下移畸形又称为埃布斯坦畸形(1866年Ebstein首先报道一例),本病是三尖瓣向右心室移位,主要是隔瓣叶和后瓣叶下移,常附着于近心尖的右心室壁而非三尖瓣的纤维环部位,前瓣叶的位置多正常,因而右心室被分为两个腔,畸形瓣膜以上的心室腔壁薄,与右心房连成一大心腔,为"心房化的右心室",其功能与右心房相同;畸形瓣膜以下的心腔包括心尖和流出道,为"功能性右心室",起到和右心室相同的作用,但心腔相对较小。常伴有心房间隔缺损、心室间隔缺损、动脉导管未闭、肺动脉口狭窄或闭锁,可发生右心房压增高,此时如有心房间隔缺损或卵圆孔开放,则可导致右向左分流而出现发绀。

41. 三尖瓣下移畸形患者的症状有哪些?

少数重症患者在出生后1周内即可呈现呼吸困难、发绀和充血性心力衰竭,但大多数患者进入童年期后才逐渐出现劳累后气急、乏力、心悸、发绀和心力衰竭。各个年龄组患者均可呈现室上性心动过速,一部分患者则有预激综合征。大约80%的患者会有青紫,20%的患者会出现阵发性房室折返性心动过速。

42. 三尖瓣下移畸形患者的辅助检查都有哪些？怎样治疗？

三尖瓣下移畸形患者辅助检查如下,临床表现结合超声检查可以确诊。

(1)心电图:常有一度房室传导阻滞、P波高尖、右束支传导阻滞,约25%有预激综合征(右侧房室旁路)。

(2)X射线检查:球形巨大心影为其特征。

(3)超声心动图:具有重大诊断价值,可见到下移的瓣膜、巨大右房、房化右室及相对甚小的功能性右室、缺损的房间隔亦可显现。

(4)右心导管检查:拟行手术治疗者宜行右心导管检查。

三尖瓣下移畸形患者有以下治疗方法:①症状轻微者可暂不手术,随访观察;②心脏明显增大,症状较重者应行手术治疗,包括三尖瓣成形或置换、房化的心室折叠、关闭房间隔缺损及切断房室旁路。

43. 什么是先天性主动脉缩窄？有何分型？

先天性主动脉缩窄是指局限性主动脉管腔狭窄,为先天性心脏大血管畸形,先天性主动脉缩窄因常伴有明显症状及体征多于婴幼儿期即被发现,但大多可存活至成年,在成人先天性心血管病中占5%～8%,男女之比为(3～5):1。

主动脉缩窄最常发生于动脉导管或动脉韧带与主动脉连接的相邻部位。根据缩窄节段与动脉导管或动脉韧带的位置关系,可分为导管前型和导管后型两类。

(1)导管前型主动脉缩窄:常位于左锁骨下动脉与导管之间,此型多合并其他先天性复杂畸形,而难以长期存活。

(2)导管后型主动脉缩窄:位于左锁骨下动脉开口的远端,不常合并复杂的严重畸形,但有50%以上合并无明显血流动力学障碍的二叶主动脉瓣畸形,活至成人者较多,因此成人主动脉缩窄常为导管后型。

44. 先天性主动脉缩窄患者上下肢血压为什么差别显著?

本病主要病理为体循环近端缩窄以上供血范围血压高,包括上肢血压升高,而以下肢为代表的缩窄以下的血压降低,出现一个上肢血压升高下肢血压降低的血压显著差别。举个例子说明一下:浇水的自来水管,如果水管的近端被挤压,那么水管远端的水自然就少了,水对水管的压力就小,出现远端低压,而近端的水管由于水流无法正常流出导致水压增高,出现近端高压。

45. 先天性主动脉缩窄患者有什么样的临床表现?

主动脉缩窄患者的临床表现取决于缩窄的部位、严重程度、有无合并畸形以及就诊时患者的年龄。

(1)导管前型主动脉缩窄容易合并心脏畸形,患儿常在婴儿期因充血性心力衰竭就诊,约半数病例在出生 1 个月内动脉导管闭合时症状加重,表现为烦躁、呼吸困难等。

(2)导管后型主动脉缩窄的患儿幼年时期一般无症状,随着年龄增长,主动脉缩窄以上供血增多,儿童及成人常因上肢血压高、高血压并发症就诊,症状随年龄增长而加重,可有头痛、头晕、面部潮红、鼻出血等;下半身因缩窄以下血供不足出现怕冷、下肢无力、麻木、发凉、容易疲劳甚至间歇性跛行。

(3)主动脉缩窄患者最明显的表现为上肢血压有不同程度的增高,下肢血压下降,肱动脉血压高于腘动脉血压 20 mmHg 以上。

46. 先天性主动脉缩窄患者的辅助检查有哪些?

先天性主动脉缩窄患者的辅助检查如下,典型的上下肢血压的显著差别及胸部杂音可提示本病的诊断,超声心动图检查可确诊。

(1)心电图:常有左室肥大及(或)心肌劳损表现。

(2)X 射线检查:可见左室增大、升主动脉增宽,缩窄上下血管扩张而使主动脉弓呈 3 字征。

(3)超声心动图:可测定缩窄上下压力阶差。

(4)磁共振检查:可显示整个主动脉的解剖构形及侧支循环情况。

（5）心导管检查和主动脉造影术：可进行压力测定，显示缩窄的部位、长度以及侧支循环的情况，是否存在动脉导管未闭等。

47. 先天性主动脉缩窄患者治疗方法都有哪些？

（1）介入治疗：经皮球囊主动脉扩张术。

（2）手术治疗：一般采用缩窄部位切除端端吻合或补片吻合，术后有时可有动脉瘤形成。较早手术者，预后相对较好。

48. 哪些先天性主动脉缩窄患者适用于经皮球囊主动脉扩张术？

经皮穿刺置入球囊扩张扩大缩窄主动脉管腔，适于婴幼儿，尤其是合并严重心力衰竭难以耐受开胸者。

（1）上下肢收缩压>50 mmHg，缩窄管径小于正常段50%。

（2）手术年龄4～8岁，不易出现吻合口再狭窄合并畸形。

（3）缩窄合并大室缺，先矫治缩窄，同时行肺动脉缩窄术，延缓肺血管梗阻性病变，二期修复室缺。

（4）婴幼儿合并大室缺伴心力衰竭，同期解除缩窄修复室缺。

49. 什么是主动脉窦瘤？有哪些症状？

大家一看到"瘤"字，首先想到的就是恶性肿瘤，感觉很害怕，对于主动脉窦瘤，大家不用害怕，因为主动脉窦瘤并不是恶性肿瘤，而是一种少见的先天性心血管畸形，男性多于女性。本病是在主动脉窦部包括左主动脉窦、右主动脉窦或后主动脉窦处形成动脉瘤，随着年龄增长瘤体逐渐增大并突入心腔内，当瘤体增大至一定程度，瘤壁变薄而导致破裂，可破入右心房、右心室、肺动脉、左心室或心包腔，破入心包腔者可迅速引起死亡。瘤体未破裂时可无任何症状，瘤体随着年龄增长多在20岁以后破裂，而出现严重症状，故主动脉窦瘤大多在成年时被发现。其主要症状有：

（1）在瘤体未破裂前一般无临床症状或体征。

（2）当窦瘤破裂后患者会出现心悸、胸痛、呼吸困难、咳嗽等急性心功能不全症状，随后逐渐出现右心衰竭的表现。

50. 主动脉窦瘤患者的相关检查有哪些？如何治疗？

主动脉窦瘤患者的辅助检查如下：

（1）心电图：可正常，窦瘤破裂后也可出现左室增大或左、右室增大表现。

（2）X射线检查：窦瘤破裂后，可见肺淤血，左、右心室增大。

（3）超声心动图：窦瘤未破裂前即可见到相应的窦体增大有囊状物膨出，瘤体破裂后可见裂口，超声多普勒可显示经裂口的血液分流。

（4）磁共振显像：可更清晰地显示窦瘤部位大小及与周围心血管腔室的关系。

（5）心导管检查：可准确判断破入的部位及分流量。

窦瘤未破裂者不予处理，随访观察。一旦破裂应该尽早治疗。治疗方式可选择：①介入治疗，主动脉窦瘤破裂封堵术。②手术治疗，开胸外科修补。

51. 哪些患者适合做主动脉窦瘤破裂封堵术？

符合以下条件的患者均可选择主动脉窦瘤破裂封堵术。

（1）年龄大于3岁，体重大于15千克。

（2）主动脉窦瘤破口直径在2~12毫米，窦瘤破口边缘至主动脉瓣环距离≥7毫米，距右冠状动脉开口距离≥5毫米。

（3）窦口破入右心室或右心房水平的左向右分流。

（4）心功能可耐受手术，不伴有需外科纠正的畸形。

52. 什么是冠状动脉瘘？有何症状？什么是冠状动脉瘘的"窃血"现象？

冠状动脉瘘是指左右冠状动脉与心脏或大血管之间存在先天性异常交通，是一种少见的先天性心血管畸形，发病率为1.3%。冠状动脉瘘可进入心脏和大血管的任何部位，右冠状动脉瘘多见，占50%~60%；冠状动脉瘘较少进入左房、左室。

其实大多数的冠状动脉瘘患者无临床症状或体征，通常在体检时发现心脏杂音或行导管介入时发现；但是产生大量左向右分流的冠状动脉瘘患者则可导致"窃血综合征",出现心绞痛等症状;心力衰竭则是冠状动脉瘘最常见的并发症,约有75%的冠状动脉瘘患者在40~50岁出现不同程度的呼吸困难、乏力、疲倦、水肿、恶心、呕吐等心力衰竭症状。

冠状动脉瘘"窃血"现象是指冠状动脉瘘与左心系统交通时不产生左向右分流,但使左心负荷增加。因心肌血管床阻力高于瘘管,故冠状动脉血流易经瘘管直接回流入心腔,这种冠状动脉"窃血"现象可减少心肌灌注,使部分患者产生局部心肌供血不足。

53. 冠状动脉瘘患者的辅助检查有哪些?

冠状动脉造影是冠状动脉瘘诊断的金标准,其他的辅助检查如下。

(1)心电图:可见左室高电压、左室肥厚及双室肥厚,右心室肥大,部分患者有心房颤动。

(2)X射线检查:分流量较大者可见肺血及心影轻度增大。

(3)超声心动图:能够清楚地显示扩张的冠状动脉,并追踪冠状动脉的走向,同时用彩色多普勒观察发现瘘口的所在部位。

(4)磁共振显像:除能够显示瘘的起源、走行、终点等形态学特点外,还能提供瘘管内血流量、心功能以及心肌厚度等。

(5)心导管检查:冠状动脉造影目前仍是冠状动脉瘘诊断的金标准,可显示冠状动脉瘘的起源、走行、分布、瘘口位置及大小、瘤样扩张及"窃血"现象等。

54. 冠状动脉瘘该怎样治疗?

(1)介入治疗:冠状动脉瘘封堵术。

(2)手术治疗:传统外科手术治疗方法为瘘管结扎,其他治疗方法包括经冠状动脉修补和经心腔修补瘘口。

55. 哪些冠状动脉瘘患者适用经皮导管封堵术?

经导管冠状动脉瘘封堵术,目前可供临床使用的封堵器械主要包括弹簧圈、动脉导管未闭封堵器或室间隔缺损封堵器。冠状动脉瘘封堵术适用于以下冠状动脉瘘的患者:

(1)有明显外科手术适应证的先天性冠状动脉瘘,不合并其他需要手术矫正的心脏畸形。

（2）可以安全到达、能够清晰显影的瘘管。

（3）非多发的冠状动脉瘘开口。

（4）冠状动脉瘘口狭窄、瘘管瘤样扩张。

56. 先心病的治疗方法有哪些？

先心病的
治疗方法

根据患儿的病情和年龄,先心病的治疗方法有外科手术治疗、内科介入治疗和药物治疗。

（1）外科手术治疗:适用于各种需要手术治疗的先心病患儿。手术方式分两种,即心脏直视术和经胸封堵术。心脏直视术是最传统的先心病外科手术方法,手术切口部位有胸骨正中切口和右侧腋下小切口,需要在体外循环辅助下(动脉导管闭合术、肺动脉环缩术、单纯主动脉弓缩窄除外)进行。经胸封堵术适用于年龄≥4个月,体重≥6千克的室间隔缺损、房间隔缺损和动脉导管未闭的患儿。室间隔缺损、房间隔缺损的手术部位一般在右侧腋下,切口长度2~3厘米。大动脉干下的室间隔缺损从左侧进入,即左腋下切口,切口长度3~4厘米。动脉导管未闭经胸封堵术切口在左侧腋下,切口长度2~3厘米。

（2）内科介入治疗:适用于先心病室间隔缺损、房间隔缺损、动脉导管未闭、肺动脉狭窄(或反流)、二尖瓣狭窄、冠状动脉瘘、肺动静脉瘘和主动脉瓣狭窄、主动脉缩窄,以及胎儿时期的心脏问题等。手术方式是通过外周血管将特种导管及封堵器放到所需治疗的心血管腔内,是替代外科手术的一种治疗方式。血管穿刺点一般为腹股沟处(股静脉、股动脉)和颈部(颈内静脉)。室间隔缺损、房间隔缺损、动脉导管未闭的介入治疗需要将封堵器放在缺损或未闭的位置;肺动脉瓣狭窄和主动脉瓣狭窄、主动脉缩窄的介入治疗是通过球囊扩张的方法将狭窄或缩窄的血管扩宽。

（3）药物治疗:适用于暂时不需要手术或病情复杂不能进行手术治疗的先心病患儿,例如先心病合并心衰时,需要使用强心、利尿剂纠正心衰后再行手术治疗。常用的药物有地高辛、呋塞米、螺内酯、氢氯噻嗪等。原发性肺动脉高压的患儿不能通过手术根治,除上述强心、利尿剂外,还需要针对肺动脉高压的治疗。常用的药物有卡托普利、西地那非、他达那非、波生坦等。

随着医疗技术的进步,先心病的治疗已不再局限于体重和年龄,而是根据患儿病情选择合适的治疗时机和手术方式。如病情较重,影响到患儿的生长发育或出现危险时,需要早期进行手术治疗;如病情较轻,可以 3~6 个月门诊复查,在患儿 1~3 岁时手术治疗,部分患儿可以进行微创手术治疗,这类手术的特点是切口隐蔽、美观,手术创伤小、术中出血少,愈合快,疗效满意且不给患儿留下心理阴影,受到患儿及家长欢迎。

57. 先心病宝宝接受手术治疗的合适时间是什么?

不同类型的先心病宝宝,接受手术治疗的合适时间也不相同,具体如下。

(1)常见的室间隔缺损、房间隔缺损,如缺损小,血液分流量不大,宝宝一般情况良好,生长发育可,无反复呼吸道感染,可随访至 1 岁左右手术。但若出现生长发育迟缓、吃奶费力、多次肺炎等情况,或心脏超声提示缺损较大,已出现肺动脉高压并持续增高、瓣膜反流、心脏增大等情况,则需尽早手术。

(2)动脉导管未闭的宝宝,若分流不大,可保守观察;早产儿可在专业医生指导下服用吲哚美辛等药物促进动脉导管自行闭合。若治疗随访过程中动脉导管无闭合趋势或出现临床症状(如反复呼吸道感染、吃奶费力等情况),则应尽快手术治疗。

(3)法洛四联症一般最佳合适手术时机为 6 个月至 1 岁,若缺氧发作频繁可适当提早手术时间。患有完全性肺静脉异位引流的先心病宝宝,因常伴有肺静脉回流梗阻,易导致肺动脉高压,需尽早手术。动脉导管依赖型先心病(如主动脉弓中断、室间隔完整的完全性大动脉转位、室间隔完整的肺动脉闭锁等),则需在出生后不久(一般出生后 2 周内)就进行手术治疗。

(4)复杂先心病根据病情选择合适的手术时间。

总之,先心病的手术治疗没有确切的年龄,一般根据患儿本身的疾病类型和症状来决定。不论在哪个年龄段进行手术,都要在专业医生指导下做好门诊随访,以免耽误治疗时机。

58.哪些先心病可以介入治疗?

先心病的介入治疗是在 X 射线透视引导或超声心动图的辅助下,将导管推送至心脏病变的相应部位进行治疗的方法。

根据病变的治疗类型分类,包括球囊扩张术、经导管封堵术,以及近几年新兴的瓣膜支架置入术。

(1)球囊扩张术主要应用于先心病瓣膜或血管狭窄的先心病的治疗。适用的心脏瓣膜病有主动脉瓣狭窄、二尖瓣狭窄、肺动脉膜性闭锁等。适用的先心病有主动脉弓缩窄、肺动脉分支发育不良或狭窄等。

(2)经导管封堵术主要用于侧支循环封堵术、左向右分流的先心病(图2-20)。①侧支封堵术:主动脉至肺动脉的侧支循环常见于肺动脉闭锁伴室间隔缺损、重症法洛四联症、复杂发绀型先心病伴右心室流出道梗阻等;②左向右分流先心病常见于房间隔缺损、室间隔缺损、动脉导管未闭等。

(3)经导管瓣膜支架置入术:包括主动脉瓣、肺动脉瓣、二尖瓣和三尖瓣瓣膜植入术。

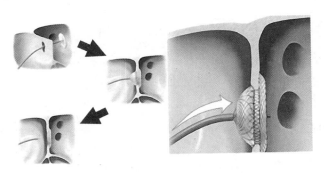

图2-20　房间隔缺损封堵手术

59.哪些先心病宝宝需要急诊或亚急诊手术?

急诊手术是指病情紧迫,经医生评估后认为需要在最短的时间内手术,否则就会有生命危险的手术。通常危急重症先心病患儿在明确诊断后48小时内即可进行急诊外科手术。

亚急诊手术是指经积极内科处理后的先心病患儿待症状好转后即可进行外科手术。

先心病患儿中需要急诊手术的常常为以下情况:心脏血流异常导致血液难以入肺进行气体交换,难以维持基本生理需要;呼吸系统功能不全需要呼吸机辅助呼吸;手术拖延易引起并发症危及生命。

(1)先心病类型中需急诊手术常见于:

1)新生儿粗大动脉导管未闭,出现呼吸功能不全或不能脱离呼吸机。

2)大型室间隔缺损伴有肺动脉高压,或一般的室缺合并房缺和动脉导管未闭,宝宝出现肺炎、心力衰竭症状的。

3)室间隔完整的完全性大动脉转位或者肺动脉闭锁、重度狭窄等需要急诊手术。因为新生儿一旦动脉导管或者房、室间隔缺损闭合,将很快出现难以纠正的低氧血症、酸中毒和肾功能不全而死亡。

4)各种类型的完全性肺静脉异位引流,如果房间隔缺损直径在 5 毫米以下的,需要紧急手术治疗,发现即是手术指征。

(2)先心病类型需亚急诊手术常见于:

1)主动脉弓离断或复杂型主动脉缩窄,患儿出生后即出现呼吸循环功能不全,酸中毒等,需要尽早手术。

2)反复缺氧发作的法洛氏四联症、右室双出口伴肺动脉瓣狭窄,需要尽早手术。

3)需要早期干预,右室双出口伴肺动脉高压、伴有心衰的心内膜垫缺损、永存动脉干、单心室等。

4)患有严重肺炎伴心衰或心功能不全,经内科药物治疗效果不理想,需及时手术治疗。

5)三房心伴有梗阻者。

6)严重缺氧的先心病患儿。

7)左室发育不良综合征的患儿。

60. 先心病宝宝没有及时手术有影响吗?

先心病具有"早期可根治,长期难医治,晚期治不成"的典型特点。部分较轻的先心病如较小的房缺、动脉导管未闭,在患儿无表现且超声和心电图改变不大,患儿生长发育正常的情况下可定期(3~6 个月或 1 年)复查,但是对于较大房室间隔缺损和较粗的动脉导管未闭以及复杂的心脏畸形,如果不能得到及时有效的诊治,随着年龄的增长,会出现一系列表现,不同的先心类型可能只出现下面的一个或几个症状。

(1)缺氧:早期没有缺氧表现的患儿随着病情的发展,会逐渐出现缺氧,进而影响患儿生长发育和活动,严重者影响患儿的智力水平和全身运动协调能力。

(2)肺部感染:肺部血流增加,容易反复发生肺部感染且难以治愈。

(3)生长发育落后:机体组织器官供血障碍,组织缺氧,影响患儿生长发育。

(4)肺动脉高压:室间隔缺损等左向右分流的病例,易并发肺动脉高压。轻到中度时,尚可争取手术治疗,但当发展到重度肺动脉高压时,则失去了手术机会。

(5)感染性心内膜炎:心脏结构异常可造成局部心内膜结构受损,容易发生感染性心内膜炎。

(6)心力衰竭和水肿:长期的血流动力学异常可加重心脏的负担,易引起心力衰竭,诱发恶性心律失常甚至猝死。

极少数先心病患儿出生后需尽快手术,如室间隔完整的完全型大动脉转位、肺动脉闭锁等,如不尽早手术,这些患儿难以获得维持生命需要的氧供应,很快会危及生命。最后,先心病除了会造成以上身体方面的损害外,还可给患儿造成心理上的伤害,影响患儿的心理健康,所以在有手术适应证的情况下,应尽快给宝宝进行手术。

61. 什么是根治手术、姑息手术?

根治在词典中的解释为彻底治理,姑息一词有迁就和纵容的意思。手术治疗先心病通俗地讲就是把原本不符合生理结构的心脏纠正为正常的生理结构心脏。

常见的先心病如房缺、室缺等手术相对简单,有缺损的地方用补片补上,出生后未正常闭合的血管用缝线结扎或者用封堵器堵住。经过手术后的心脏结构和正常心脏结构一致,血流方向和速度也基本正常,我们称其为根治术。

但是有些复杂的先心病就不能这样手术了。胎儿出生后进行呼吸和气体交换,心脏中的血流与胚胎时期不同。随着月龄的增长,心脏中各个心腔和血管也都在不断地生长发育。复杂先心病的患儿心脏胚胎时期的结构改变会影响心腔和血管的生长发育。在发育不良的情况下,贸然通过手术把心脏结构纠正至生理状态是不可取的。因为一次手术范围过大或改变过多会影响术后的愈合和愈合后心脏的功能。本来由于发育不良而导致过细的血管突然间要承受大量的血液通过是什么状态?本来很小的心腔突然间要容纳数倍的血液,它能承受吗?出现上面的情况后心脏还能正常地收缩和舒张吗?此时我们需要姑息手术,即不完全纠正心脏结构,只部分改变血液流向和速度,使心腔和血管在术后可以继续生长发育,等其可以完全胜任自己本来应承担的任务时再次手术。比如肺血管发育差的法洛四联症患儿,还有肺动脉闭锁的患儿,第一次手术的目的是为了增加经过狭窄的肺动脉的血液,并不纠正室间隔缺损和主动脉骑跨,等到肺动脉发育到可以承担所有入肺循环的血流时再次手术,纠正其他残余畸形。

当然小部分的先心病是无法纠正到正常心脏结构的,目前我们只能使心脏达到功能上的纠正,甚至是功能上的部分纠正以缓解症状或延长生命。

62. 什么是超声引导下先心病微创外科封堵术?

超声引导下先心病微创外科封堵术是在近几年新开创的一种手术方式,它是指在食管超声引导下,经胸或腋下小切口穿刺置入封堵器封堵缺损的方法。手术一般在外科杂交手术间进行。切口位置有左侧腋下、右侧腋下、胸骨下段等,切口2~3厘米。根据疾病的不同选择不同的切口位置。术毕常规食管超声证实位置正常,无残余分流、对瓣膜及流出道无影响、心电图未提示三度房室传导阻滞等后完成封堵操作,关闭心脏及腋下或胸部切口,术后常规会放置胸腔引流管,但由于创伤小,胸腔引流管的内径要比开胸手术放置的胸腔引流管要小得多。超声引导下微创外科封堵术患儿年龄最小可至6个月,手术适应证较经皮介入封堵术更宽泛。如果术中发现封堵器植入效果不佳,可立即在其原切口处改行体外循环下外科修补术,保障患者的安全。

介入封堵术后注意事项

63. 先心病经皮介入封堵术后护理要点有哪些?(视频:介入封堵术后注意事项)

(1)常规护理:①卧床休息,做好生活护理。②静脉穿刺者肢体制动4～6小时;动脉穿刺者压迫止血30分钟后进行加压包扎。以1千克沙袋加压伤口6～8小时,肢体制动24小时。观察动、静脉穿刺点有无出血与血肿。检查足背动脉搏动情况,比较两侧肢端的颜色、温度、感觉与运动功能情况。③监测患者的一般状态及生命体征。观察术后并发症,如心律失常、空气栓塞、出血、感染、热原反应、心脏压塞、心脏壁穿孔等。

(2)术后检查:①检查血常规、尿常规、出凝血时间,以观察有无溶血;②观察术后并发症,如残余分流、溶血、血栓与栓塞、出血、封堵器脱落、房室传导阻滞或束支传导阻滞、感染性心内膜炎等;③术后第2天行胸部X射线检查及超声心动图检查,观察封堵器的位置和残余分流情况,行心电图检查确定心脏传导系统情况。

(3)特殊注意事项:①抗凝治疗,房间隔缺损和室间隔缺损患者术后遵医嘱进行3～6个月的抗凝治疗;②复查,术后3～6个月或根据医嘱进行复查。

(4)穿刺点护理:术后观察股动脉或股静脉穿刺点有无渗血、血肿,术侧肢体足背动脉与健侧足背动脉搏动是否一致,术侧肢体皮肤温度情况。术侧肢体制动12小时,绷带加压包扎24小时。卧床期间鼓励患者做术侧肢体足背伸屈活动,并适当按摩术侧肢体。

(5)发生迷走反射时的处理:患者心率突然减慢至<50次/分,血压急剧下降,收缩压<90 mmHg 和(或)舒张压<60 mmHg,患者面色苍白、出汗、皮肤湿冷、恶心、呕吐、呼吸减慢、躁动是迷走反射的典型表现,护士应适当加快输液速度,通知医生,必要时给予阿托品、多巴胺静脉注射。

64. 介入封堵术后饮食有哪些要求?

(1)局部麻醉术后患者进食时间没有严格限制。

(2)全麻术后患者取去枕平卧位4～6小时,头偏向一侧。需根据病情,严格掌握进食的时间,在患者完全清醒,有吞咽反射时可以先试饮少量水,无呛咳方能进食,如有咽部不适,应延长进食时间,等症状消失后方可进食。

原则上少食多餐,不要暴饮暴食;以高蛋白、高热量、易消化的均衡饮食为主。多吃新鲜的蔬菜和水果。腌制品、咸蛋、咸鱼等含盐量过高的食品,因其可引起体内大量水分的潴留,造成患儿全身水肿、增加心脏的负担,尽量不要食用;高热量的巧克力也不推荐多吃,因为巧克力虽然热量很高,但所含的蛋白质和脂肪的比例与小儿的正常需要量相差很大,多吃巧克力反而会造成小儿消化不良、便秘、食欲减退的情况,同时巧克力含有咖啡因等成分,食用过多还会使小儿过度兴奋、影响休息。

65. 介入封堵术后需要服药吗?

需要服用阿司匹林可以预防术后血栓的形成,对于房/室间隔缺损介入封堵术后,需要口服抗血小板集聚药物 3 ~ 6 个月,为减少对胃黏膜的刺激作用,应在饭后服用,用药期间不能擅自增减或停药。小儿用量是根据患儿的体重来计算的。注意:动脉导管未闭介入封堵术后不需要抗凝治疗。

66. 先心病介入封堵术后需要复查吗?

先心病介入封堵术后复查很必要。一般简单先心病介入封堵术后 1 个月、3 个月、6 个月、1 年进行复查,一年之后每 1 ~ 2 年复查一次即可。复查项目包括心电图、胸部 X 射线、超声心动图和 CT 等。其中超声心动图检查是必做项目,因为超声检查是无创、无射线的,并可以精确显示封堵器的位置及形态。

67. 有封堵器植入的宝宝生活中需要注意哪些方面?

封堵器植入术适用于室间隔缺损、房间隔缺损、动脉导管未闭的先心病患儿,手术方式分为经胸封堵术和经皮封堵术两种术式。无论哪种术式,有封堵器植入的宝宝生活中都要注意以下事项。

(1)预防感染:除肺部、手术切口等常规潜在感染灶外,封堵器属于植入性异物,如有细菌入侵或者患儿的抵抗力下降,易引起细菌性心内膜炎,严重者可破坏瓣膜功能,故术后患儿及家属应注意卫生,术后 3 个月内避免去人多的公共场所,防止各种感染因素。

(2)控制活动量:封堵器属于植入物,剧烈咳嗽及过早的活动是封堵器脱落的常见诱因,因此术后早期要避免拍背、剧烈咳嗽及蹦跳等导致胸腔内震动的活动。6个月后,血管内皮细胞完全覆盖封堵器,封堵器即不会脱落,运动可不受限制。

(3)防止血栓形成:血栓栓塞在术中、术后均可发生。术后栓塞主要由封堵器表面血栓形成脱落所致,因此术后常规给予拜阿司匹林口服抗凝治疗3个月,推荐剂量3~5 mg/(kg·d),为减少对胃黏膜的刺激作用,应在饭后服用。用药期间不能擅自增减或停药。用药期间观察全身皮肤黏膜、口腔、牙龈等部位有无出血倾向及大便颜色。

(4)定期复查:患儿在日常生活中避免接触强磁场,术后1个月、3个月、6个月及1年回院随访,并行超声心动图、心电图、X射线胸片复查。家长应注意观察患儿有无心前区疼痛、咯血、血尿、腹痛等症状,一旦出现要立即到医院就诊。

68.先心病宝宝术后吃什么?吃多少?(视频:先心病宝宝术后饮食)

先心病宝宝术后饮食

先心病宝宝术后早期入量根据患儿病情掌握,总体原则为少量多餐,随着患儿心肺功能好转而逐渐增加,选择患儿经常吃的食物,以清淡、易消化、易吸收食物为主。术后需准确记录患儿进食种类和数量,并密切观察患儿排尿及排便量。正常情况下如果宝宝心肺功能恢复良好即可恢复正常饮食,但不宜饱餐和过度进食,禁忌高盐食物。病情特殊的患儿喂养方法需咨询专业医生。下面详细介绍。

母乳喂养的宝宝喂养前需做好乳房清洁,先心病术后需要记录出入量的宝宝,为了入量记录准确,需要妈妈将母乳吸出,倒入奶瓶人工喂养。配方奶喂养的宝宝,注意配方奶的温度,以滴在成人手腕部内侧不烫为宜,冲配浓度需按配方奶说明书进行,避免宝宝营养摄入不足。冲好的配方奶常温存放不能超过4小时。

年长宝宝术后,饮食要营养均衡,不要吃刺激的食品。患儿手术后需要适当补充营养,这不仅有利于伤口的愈合,也有利于患儿增强抵抗力、促进机体全面康复。手术后患儿的饮食应掌握高蛋白、高纤维素、低脂肪、清淡低盐的原则。主食根据患儿饮食习惯选择米饭或面食,一日三餐注意丰富食物种类,如米粥、玉米粥、紫薯粥、山药粥、牛奶,逐渐可增加蔬菜、水果、豆制品、鸡蛋、鱼肉、鸡肉、红肉等,但应避免腌制食物、糖分过高食物。手术后患儿绝不是吃得越多越好。摄入过量,特别是吃得太咸会增加患儿的心脏负担。一般来说,成人的口味较小儿要重些,北方人较南方人吃得咸些。所以,最好单独为患儿准备食物或在放盐时提前为患儿预留。

出院以后需要注意的饮食:①继续控制食盐的摄入。不要将菜汤泡在米饭里让孩子吃,因为菜汤里也含有较多的食盐。腌腊制品、榨菜、豆腐乳等含盐量过高的食品也要让孩子少吃。②不能暴饮暴食,宜少食多餐,每次八分饱为宜,以免加重心脏负担,睡觉前更不能让孩子饱食。③少吃甜食。部分孩子术后不愿意吃饭,家长喜欢给孩子买蛋糕、巧克力等甜食,以为这些很营养。其实不对,因为这些甜食所含的蛋白质和脂肪的比例与小儿正常需要量相差很大,甜食摄入过多容易造成小儿消化不良、大便干燥、食欲减退等。蛋白质摄入不足会导致宝宝营养不良,影响康复及成长。

如何预防
先心病
宝宝呛奶?

69. 如何预防先心病宝宝呛奶?呛奶后怎么办?(视频:如何预防先心病宝宝呛奶?)

部分宝宝术前吞咽功能障碍,术后使用呼吸机时间长,导致母乳喂养或经口喂养时宝宝不会吞咽或吞咽动作不顺利,容易发生呛奶,正确的喂养方法可以有效预防宝宝呛奶。

(1)正确把握喂奶时机:不要等宝宝饿了才喂奶,因为宝宝吃奶太过着急,容易出现呛奶,因此要少量多餐,分段喂食,中间应给予休息,可抱起拍出胃内气体。

(2)控制奶的流速:如果采用母乳喂养,在哺乳前妈妈应该检查乳房涨奶程度和排奶情况,如果奶量过多,喂奶时可用拇指和中指按压乳晕四周,控制出奶速度,预防宝宝呛奶。奶瓶喂养的宝宝应选择合适的奶嘴。

(3)正确的喂养姿势:母乳喂养时宝宝应面向妈妈,侧躺在妈妈怀里(上半身抬高 30° ~ 45°)。人工喂养的宝宝喂养时应取斜坡位,奶瓶底抬高使奶液淹没奶嘴出口即可。喂奶时随时注意宝宝情况,如出现憋气、呼吸过快时,就应立即停止喂奶,使宝宝头偏向一侧,及时清除口中未咽下的奶。妈妈最好选择坐位喂奶,避免卧位时因劳累睡着,观察不到宝宝吃奶的情况,喂奶结束后应竖抱宝宝使其趴于大人胸前或肩膀,轻拍背拍嗝排气,然后给予宝宝右侧卧位,抬高床头并注意观察有无溢奶。禁止刚喂完奶让宝宝仰面平躺,因一旦溢奶,极易呛入气管内而造成窒息。

(4)让宝宝安静吃奶:宝宝吃奶时不要逗乐宝宝,宝宝一笑,会厌打开,气管打通,就很容易发生呛奶。同样的道理,也不要在宝宝哭闹的时候喂奶。

(5)注意无声呛奶:有一些呛奶是无声无息的,所以宝宝吃奶时家长要注意观察宝宝的呼吸、脸色和表情,及时发现,及时处理,就能早点脱离危险。每次吃奶后,一定要竖抱拍嗝,避免孩子喝着奶睡着后半夜呛奶导致误吸、窒息。误吸、窒息是指进食过程中,各种原因导致食物不能下咽,阻塞气道或误入气管引起的急性吸气性呼吸困难、意识丧失,严重者危及生命。

呛奶时处理:轻微的溢奶、吐奶,宝宝自己会调适呼吸及吞咽动作,不会吸入气管,只要密切观察宝宝的呼吸状况及肤色即可。如果大量吐奶,首先,应迅速将宝宝脸侧向一边,以免吐出物向后流入咽喉及气管。然后,把手帕缠在手指伸入口腔中,甚至咽喉,将吐、溢出的奶水食物快速清理出来,以保持呼吸道顺畅,然后用小棉花棒清理鼻孔。如果宝宝憋气不呼吸或脸色变暗时,表示吐出物可能已进入气管了,使其俯卧在大人膝上或床上,用力拍打背部四五次,使其能咳出。如果仍无效,马上夹或捏刺激脚底板,使宝宝因疼痛而哭,加大呼吸,此时最重要的是让他吸氧入肺,而不是浪费时间想如何把异物取出。在以上过程中,应同时把宝宝送往医院检查。如果呛奶后宝宝呼吸很顺畅,最好还是想办法让他再用力哭一下,以观察哭时的吸氧及吐气动作,看有无任何异常,如声音变调微弱、吸气困难、严重凹胸等,应立即送至医院。如果宝宝哭声洪亮,中气十足、脸色红润,则表示无大碍。

70. 先心病宝宝术后为什么要叩背? 怎么叩?(视频:给术后先心病宝宝如何叩背?)

叩背排痰是通过胸壁震动使附着在肺、支气管内的分泌物脱落,利用体位引流将痰液咳出的一种方法。先心病患儿术后叩背主要有以下几个原因。

如何给术后
先心病宝宝
叩背?

（1）先心病开胸手术大多数都是需要体外循环，术后需要呼吸机辅助呼吸。体外循环、应用呼吸机、手术操作等会造成肺不张、肺组织水肿、渗出增加，造成分泌物增多。分泌物积聚在肺组织或大气道使患儿呼吸费力，甚至造成肺部感染。

（2）术前合并肺部感染的患儿术后气道分泌物会更多，患儿年龄小，自主咳嗽、咳痰能力差，叩背有利于分泌物从肺壁剥离，刺激患儿咳嗽排出或经负压吸引排出。

（3）如果大量痰液不能及时排出，轻者造成肺部感染，迁延病程，增加患儿痛苦和经济负担，重者阻塞呼吸道，造成患儿窒息，严重缺氧可能导致宝宝心搏骤停，危及生命。

叩背体疗对于松动或排出分泌物，预防及治疗肺不张都起着重要的作用。但也不是所有的先心病患儿均能叩背。手术在体外循环下进行且术中没有放置封堵器和人工管道的患儿，在生命体征平稳，循环稳定的情况下，是可以叩背的，辅以变换体位有利于患儿痰液排除，促进肺部功能的恢复。

叩背应选择在患儿餐前 30 分钟或进食后 1 小时后进行，操作时使患儿侧卧，身着棉质单衣，叩击者一手扶住患儿肩膀，另一手五指并拢、手心中空，呈杯状（图 2-21），使用腕部力量自下而上、由外向内的顺序快速有节奏地叩击患儿背部，注意手落在患儿背上时应和患儿背部贴合紧密，发出一种空而深的叩击音表示叩击手法正确。每次叩击时间为 5～10 分钟，频率在40～60 次/分。年龄稍大的幼儿可以协助坐起，叩击者一手扶住患儿肩膀，另一手进行叩背操作。避免叩击脊柱、胸骨、腹部及手术侧部位。叩击时也要密切观察宝宝生命体征的变化。

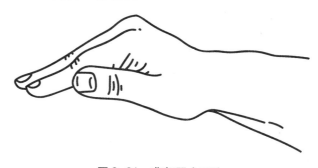

图 2-21　背部叩击手法

71. 先心病宝宝术后早期为什么会发热？（视频：术后早期为什么会发热？）

术后早期
为什么
会发热？

部分先心病术后的宝宝会有体温升高的现象，一是因为外科手术伤口吸收热，二是因为宝宝手术后自身抵抗力下降，容易发生感染。体温低于 38.5 ℃ 属于低热，体温在 38.5 ℃ ~39 ℃ 属于中度发热，体温在 39 ℃ 以上属于高热。

72. 先心病宝宝术后怎么降温？

当宝宝体温在 37.5 ℃ ~38.5 ℃ 时可采取以下物理降温方法。

（1）多喝水、多排泄：多给孩子喝水，补充液体，这是最基本的降温方法，而且非常有效，适合于所有发热的宝宝。不过由于先心病患儿的特殊性，具体喝多少水应该在医生或护士的指导下进行。如果宝宝腹胀，可以顺时针按摩宝宝腹部，如果腹胀缓解欠佳，可予以开塞露灌肠，同时配合手法按摩，帮助宝宝排除体内积存的食物残渣，排泄的同时也会带走热量使体温降低。

（2）温水擦浴：用温水擦拭皮肤是一种很好的降温方法，适合各个年龄阶段的孩子。水的温度要低于宝宝体温的 1 ~2 ℃，每次擦拭的时间 30 分钟左右，擦拭的重点部位在大血管表浅的地方，例如颈部、腋下、肘部内侧、腹股沟（大腿根部）、腘窝等处，擦拭时注意避开胸前区、腹部及伤口包扎处。另外，如果宝宝出现四肢湿冷、寒战说明体温还在上升，此时避免擦浴，应该给予适当的保暖，稍大的孩子可以用温水泡脚。

（3）使用退热贴：退热贴应贴在散热较好的部位，比如前额、双侧腋窝、肘窝、腘窝及腹股沟等处，一般退热贴的效果能持续 4 ~6 小时。需要注意的是对退热贴过敏的宝宝禁用。

（4）冰袋降温：冰袋降温一般适用于持续高热、无汗，温水擦浴及用药均效果不佳时。冰袋包裹两层棉布后放置在冷敷处，具体位置同温水擦浴，但需每 20 分钟更换一次冷敷部位，冷敷时注意观察宝宝肤色，以免冻伤宝宝皮肤或减低降温效果。需特别注意的是冰袋不可放置在宝宝耳郭、胸前区、腹部、会阴部、足底处。

（5）自然降温：由于宝宝体温调节中枢发育不成熟，体温易受外界因素影响，比如宝宝喂奶后、哭闹后、阳光持续照射后、衣物包裹过多过严、家属怀抱宝宝时间过长，室温过高（室温为 22～24 ℃ 为宜）等都会引起体温升高，此时应采取缓慢松解包被，使宝宝安静，调节房间温度等措施使宝宝体温自然下降，同时密切观察宝宝体温变化。

当宝宝体温在 38.5 ℃ 以上时，可给予药物降温。

73. 先心病宝宝术后什么时候能下床活动？

心脏手术后宝宝的活动主要由心肺功能恢复情况和患儿体力决定。在患儿一般状况良好时主张早期下床活动，促进肠蠕动，防止腹胀，加快胃肠功能恢复，防止静脉血栓的形成，还能避免肺部并发症的出现。下面我们详细介绍不同手术患儿术后活动情况。

（1）术前一般状况好的房间隔缺损、室间隔缺损、动脉导管未闭患儿经过彻底的手术矫治，术后又无并发症，术后第二天鼓励宝宝床上活动，术后第三天鼓励宝宝床边活动，体力较好的宝宝甚至可以下床活动。活动量以宝宝不感到疲劳为宜。

（2）顺利进行心导管检查的患儿在术后次日可维持检查前的活动量。但是在检查过程中发生肺动脉高压危象的患儿术后早期应以休息为主，配合使用降肺动脉压力的药物，避免再次诱发肺动脉高压危象。有些心脏功能不全的患儿需要绝对卧床 2～3 周，甚至更长时间，卧床休息可以减轻心脏负担，减少心肌耗氧量，有利于心脏功能的恢复。

（3）复杂先心病宝宝术前存在不同程度的活动耐力下降，此类手术本身持续时间长，创伤较大，特别是格林和 Fontan 术宝宝术后需要中凹卧位，心脏结构的改变使宝宝恢复期延长，不必急于下床活动。术后开始活动时间及活动量需要准确评估宝宝心肺功能、精神状态、四肢肌力、营养状况，活动量需循序渐进，不可操之过急。在转入病房后早期以休息为主，可进行床上的四肢活动。在宝宝四肢活动自如、精神状态好时逐渐提升半坐位的角度，直至撤去靠背，让宝宝独立坐于床上。之后可让宝宝坐位自主进食，逐渐延长坐位时间。待宝宝坐位无乏力、精神好时可坐在床边，逐渐下床，围绕床边活动，适当限制活动量，防止宝宝过度疲劳增加心脏负担。

74.先心病宝宝术后吃什么利于身体恢复?

部分先心病宝宝由于缺氧,术前胃肠道营养吸收功能差,身体代谢缓慢甚至影响生长发育。术前禁食、麻醉和手术创伤会进一步影响宝宝的肠胃功能,导致术后出现恶心、呕吐、腹胀等胃肠道并发症,直接影响宝宝刀口愈合,延长术后恢复时间。恰当的饮食会减轻胃肠道反应,为宝宝术后恢复提供营养支持,因此术后的饮食很重要,下面我们来讲解术后喂养重点。

(1)先心病术后的婴幼儿,术后饮食尽可能采用母乳喂养,母乳喂养更符合孩子的饮食习惯,乳汁中的营养成分也能满足孩子的需要,同时提高免疫力。确实无母乳的妈妈也不必过于担心,优先选择患儿术前进食过的配方奶,以规避更换配方奶给患儿胃肠道造成额外的负担。如宝宝母乳喂养和给予之前的配方奶喂养,大便仍出现奶瓣,说明宝宝消化功能欠佳,可以选择使用特殊医学配方奶粉,待宝宝肠道功能恢复后再过渡到以前的喂养方式。喂养过程中同时注意观察宝宝大、小便情况,有无腹胀和拒食。

(2)先心病术后的小儿,术后第一天进食先试喂水,无呛咳和吞咽障碍后以流食为主,第二天过渡到半流食,以高蛋白、高热量、易消化、清淡的食物为宜,例如小米粥、米糊、牛奶、烂面条、大米粥、馄饨等。观察患儿消化功能,无不适可在第三天逐渐添加瘦肉、鸡肉、鱼肉、蛋、豆制品、蔬菜、水果等患儿进食过的食物,制作方法以清淡、好消化、易吸收且较多保留营养成分为宜,应避免生、冷、硬、高盐、油炸、膨化食物。患儿进食量需要咨询医务人员。

(3)饮食要新鲜,以防饮食不洁诱发患儿腹泻加重病情。要控制零食、饮料摄入,避免营养摄入不足。

(4)不宜多吃巧克力等甜食。心脏术后当小儿不愿意吃饭时,不少家长喜欢塞糖果、巧克力等甜食给小儿吃,以为这样可以保证营养,其实糖果、巧克力含脂肪和糖较多,蛋白质较少,不能满足小儿的机体需要,而蛋白质是患儿机体修复的主要物质。过多摄入甜食易造成消化不良、大便干结、食欲减退等。

75. 先心病宝宝术后早期为什么容易出现胃肠道问题？

我们从宝宝手术整个过程来分析宝宝术后早期为什么容易出现胃肠道问题：①宝宝手术前需要禁食。②术中麻醉药物有一定的胃肠道反应如恶心、呕吐等症状，反应大小因人而异。③术后宝宝以卧床休息为主，活动量减少造成胃肠蠕动减慢，易出现腹胀、消化能力差。④术后抗生素的应用会影响胃肠道黏膜功能和正常菌群的数量和分布，易造成腹胀和腹泻。

以上4点均会影响宝宝胃肠道功能，使宝宝出现腹胀、腹泻、大便干结、大便里有未消化奶瓣等，但是宝爸宝妈无须太过担心焦虑，只需从以下几方面入手，帮助宝宝尽快恢复胃肠功能，以利于术后恢复。

（1）正确喂养：根据宝宝年龄和消化功能选择适合宝宝的食物，尽量增加食物的多样性，适当摄入纤维素，促进宝宝消化。选择合适的进食时间，避免因咳嗽咳痰造成呕吐。

（2）按摩腹部（图2-22）：让宝宝平卧位，右手指腹沿脐周轻柔缓慢以顺时针方向按摩腹部，可连续做数回，促进肠蠕动，保持大便通畅，增进食欲。

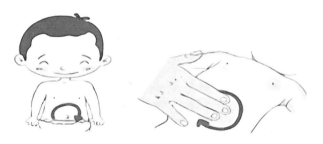

图2-22　宝宝肚脐周围顺时针按摩

（3）合理进食：少量多餐，切忌暴饮暴食，易腹胀宝宝限制产气食物如豆制品，适当进食高纤维食物如水果、蔬菜等。

（4）增强胃肠动力及调节肠道菌群药应用（图2-23）：术后吃奶不好，恶心吐奶的宝宝，排除喂养不当后可适当给予增强胃肠动力药和调节肠道菌群药物，如妈咪爱、常乐康等。

（5）适量活动：术后早期鼓励年长儿尽早下床活动，促进肠蠕动，增进食欲。

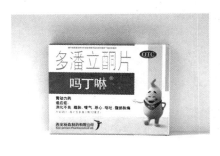
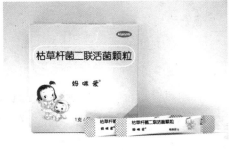

（1）　　　　　　　　　　　（2）

图2-23　调节肠道菌群药

（6）开塞露灌肠，肛管排气：术后反复腹胀的宝宝，可给予开塞露灌肠或肛管排气排出肠道多余气体，缓解腹胀。

（7）静脉补充营养：对于术后反复恶心，拒食的宝宝，可暂缓进食，避免加重胃肠道负担，待症状缓解，再酌情喂养，禁食期间遵医嘱静脉补充营养药物，维持水、电解质平衡，保证机体正常能量需求。

76. 先心病宝宝术后刀口什么时候愈合？有瘢痕怎么办？

随着先心病治疗技术的发展，手术安全性不断提高，手术切口已进入微创时代。但是对于心脏畸形复杂、病情严重的婴幼儿，仍需要选择胸骨正中切口手术。此类切口创伤大，遗留瘢痕比较明显，影响美观，易造成心理负担，特别是女孩长大后不愿参与跳舞、游泳等可能暴露手术瘢痕部位的活动。如何处理先心病手术后的切口瘢痕，是所有此类患者及家属，特别是瘢痕体质的宝宝家长比较关心的问题。

瘢痕形成的机制目前尚未完全清楚，一般认为瘢痕的形成是由于机体炎症反应，胶原的合成与降解不平衡、异常黏多糖的出现以及肌成纤维细胞的增生。瘢痕体质的患儿表现为刀口愈合后，表面瘢痕呈持续性增大，而且局部疼痛、红痒，常呈家族性多发倾向。瘢痕体质的人在人群中比例极少，也有人将长瘢痕疙瘩的人也称为瘢痕体质，瘢痕疙瘩表现为刀口愈合后瘢痕向外生长，突起皮肤表面、质硬，也可有红痛感觉，但生长到一定程度后，不再继续扩展。

预防瘢痕的产生，首先手术过程中严格无菌操作，预防手术切口感染，其次避免切口长时间张力过大，缺血缺氧，影响术后皮肤愈合。手术早期一定保持创面切口无菌、清洁干燥，拆线之前不能弄湿或弄脏覆盖刀口的纱布。如果使用可吸收缝线，则无须拆线，无菌纱布一般覆盖刀口 7 ~ 10 天，10 天后如刀口愈合良好，干燥、无分泌物，可不再覆盖纱布，但衣物要柔软，避免对刀口的摩擦。需拆线刀口在纱布覆盖期间或拆线之前，如果不小心被水弄湿，出院后可到附近的医院外科门诊换药。去除纱布和拆线后，如果不小心弄湿刀口，可用碘伏进行刀口局部消毒。拆线 3 天后如刀口愈合好，表面干燥，不小心弄湿刀口，则无须处理。

根据瘢痕形成发展的规律，刀口刚刚愈合的一个月内很可能没有瘢痕，或者瘢痕很小，在刀口愈合后的三四个月时是瘢痕生长最快的时间，到第五六个月时瘢痕生长的速度开始放缓。一般来说，一年后瘢痕变"成熟"，不再生长，有的人瘢痕可能两三年后才能成熟。这也就是为何瘢痕越早治越好，最好能在瘢痕刚开始出现就把它"扼杀在摇篮里"。一般先心病手术后，非感染性刀口在术后 14 天刀口愈合，之后可以使用外用祛瘢药物或祛瘢敷料防治瘢痕的形成，感染性刀口必须在完全愈合后 7 天方可使用。

对于生长期的瘢痕，可以用外用药、瘢痕贴、压力治疗。外用药、瘢痕贴其主要成分以硅酮类为主，也有中成药。在瘢痕刚开始形成时用最好，常用舒痕、芭克、疤博士、喜辽妥、瘢痕止痒软膏、积雪苷软膏或康瑞保等软膏制剂或喷剂，外涂一薄层，每天 2 ~ 3 次，并适当按摩或热敷，促进药物吸收。晚间或白天外出可用美皮护或瘢痕贴（自黏性硅胶片）等贴剂：用法是依据瘢痕长度和形状修剪，周边超出创面边缘 1 厘米，最好一天 24 小时粘贴祛瘢敷料。每天揭开敷料一次，检查并清洗皮肤。敷料还可以重复使用。在正常情况下，美皮护应每 2 ~ 4 周更换一次，或者当敷料的黏性丧失时更换。一般的祛瘢敷料具有防水性能，可在洗澡时粘贴。如无异常，应持续应用药物达到术后 6 个月以上，如出现不良反应（如皮肤过敏），应暂停使用，待创面痊愈后换用其他药物。建议软膏和贴剂交替使用。

压力治疗瘢痕的原理是通过压迫瘢痕，让瘢痕缺血、缺氧，进而逐渐萎缩。生物力学的研究发现，在弹力衣的压迫下，促使瘢痕增生的生长因子的生成会减少,从而起到预防或减轻瘢痕生成的作用。此外,瘢痕在增生期血管很丰富,而增生的瘢痕正是通过这些丰富的血管获得充足的养料和氧气等。但先心病手术切口因部位原因,不适用使用弹力衣。可在使用祛瘢药物的基础上,包扎多头胸带,以达到压迫手术部位的目的,促使瘢痕萎缩。

预防瘢痕形成,日常生活需注意避免日光照晒,保护创面不受损伤。饮食上禁忌辣椒、葱、姜、蒜等辛辣刺激物,以及南瓜、橘子、葡萄等瓜果。药物上可口服维生素 C 片,一次 2 片,一天 3 次(成人量,儿童减量),连服 1~3 个月。

对于成熟期较大的增生性瘢痕,治疗方法有手术、药物如糖皮质激素、博来霉素、A 型肉毒杆菌毒素等,放疗、激光治疗和冷冻疗法及各种方法之间的联合使用。对于有色素沉着的刀口,可用褪色素药物如丝白祛斑软膏或氢醌乳膏等,需按照医嘱或药物说明书使用。

胸部创面是否愈合得好,跟很多因素有关。感染、营养不良等都可导致刀口愈合不良。有瘢痕体质的孩子,不论刀口缝得有多好,都可能导致刀口瘢痕增生,可能需要到美容、整形科处理。瘢痕是国际医学界难题,各种治疗方法复发率均较高,瘢痕治疗需时较长,需 1~3 年,手术治疗也需要多次且瘢痕疙瘩术后极易复发。目前,仍然没有完全满意的治疗方法,因此心脏术后早期预防切口形成瘢痕极为重要。

77. 先心病术后常用的口服药有哪些?(视频:先心病常用口服药)

先心病常
用口服药

先心病手术后一般需口服一些药物强心以减轻心脏负担,维持心功能,或者使用抗凝药物避免产生血栓。常用药物种类和名称(图 2-24)如下。

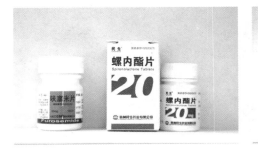

(1)

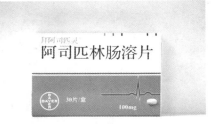

(2)

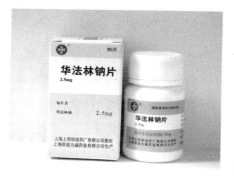

（3）

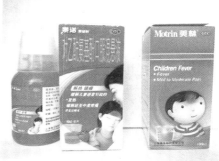

（4）

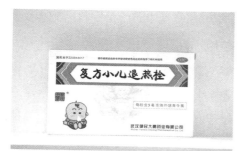

（5）

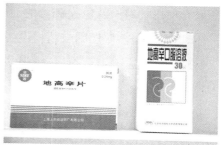

（6）

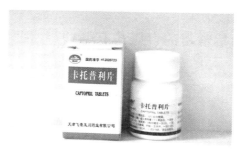

（7）

图2-24　先心病术后常用的口服药

强心药:地高辛片、地高辛口服溶液。

利尿药:呋塞米片、螺内酯片、氢氯噻嗪片。

补钾药:氯化钾片、枸橼酸钾颗粒。

扩血管药：卡托普利片（开博通）。

抗凝药：阿司匹林肠溶片。

降肺压药：波生坦、西地那非等。

开胸手术的先心病患儿一般术后需口服15天到1个月药物，复杂或术后心脏功能仍需调整的患儿会延长服药时间。有封堵器植入的患儿需口服3～6个月抗凝药物，植入人工管道的患儿需要长期规律口服抗凝药物以维持人工管道通畅。

术后患儿口服药物，需依据患儿疾病种类，手术治疗效果，术后患儿恢复情况，术后复查结果等综合评估。术后需定期至手术医院复诊，依据医生医嘱减量或停药。在用药的问题上，切不能马虎，必须要和实际检查的情况相结合，做到万无一失。

78. 吃地高辛时需要注意什么？

地高辛为洋地黄类药物，是最常用的口服强心药物，地高辛有效药物浓度与中毒浓度较为接近，通俗的说法就是剂量小了没作用，剂量大了会中毒。所以口服地高辛时应注意下列问题：①对于小婴儿（尤其早产儿）需仔细计算口服剂量，严格按照医嘱规定的剂量与频次服用。②每次口服地高辛前应测量患儿心率，如3个月以下宝宝心率<120次/分；1岁以下宝宝心率<100次/分；1～5岁宝宝心率<90次/分；5岁以上宝宝心率<80次/分，应暂停服药1次，待下次服药前再次测量心率，如心率高于上述值，可继续服用。③患儿口服地高辛后，因呕吐导致单次剂量不足时，不建议补服。目前研究表明，地高辛逐日给予一定剂量，经6～7天可在体内达到稳定有效药物浓度。④如口服地高辛过量，或怀疑洋地黄中毒时，应及时到医院就诊，对症处理，家长要学会观察洋地黄中毒表现：儿童以心律失常最多见如早搏、心动过缓等，其他不良反应包括胃纳不佳或恶心、呕吐、下腹痛、异常的乏力、绿视、嗜睡、昏迷等。⑦禁忌与钙剂合用，缺钙补钙的宝宝应在服用地高辛2小时后再补充钙剂。

先心病宝宝
为什么容易
感冒？

79. 先心病宝宝为什么容易感冒？（视频：先心病宝宝为什么容易感冒？）

先心病有多种分类方法，其中一种按照肺血流量多少不同可以分为"肺血流量增多型""肺血流量减少型"和"肺血流量无变化型"。常见的比如室间隔缺损、动脉导管未闭这些先心病属于肺血流量增多型的先心病，而法洛四联症等则属于肺血流量减少型的先心病。

容易患感冒、肺炎的多属于肺血流量增多型的先心病，比如室间隔缺损。小型缺损分流量小，一般无明显症状。大型的室间隔缺损早期，由于肺部血量增多，出现肺充血，肺间质经常处于充血水肿状态，肺泡膜的屏障功能就会破坏，对外界细菌、病毒的抵抗力就会降低，自然就会容易患感冒，而且容易发展成肺炎。所以大型室间隔缺损，可反复发生肺部感染，重者在婴幼儿期甚至新生儿期可死于肺炎或者心力衰竭。如果心力衰竭控制不理想，抗菌药物治疗也很难奏效。

如果很不幸宝宝被诊断出患有可以手术治疗的先心病，比如室间隔缺损，那么在等待手术之前应该怎样避免感冒呢？首先家长平时要让孩子多晒太阳，呼吸新鲜空气，尽量不去人多的公共场所，以免发生交叉感染，房间要经常开窗通风，家长要根据天气的变化给宝宝增减衣物，防止宝宝着凉，预防上呼吸道感染。其次应加强营养，患儿如果有吮吸乏力或者呼吸困难时，要耐心喂养，可少量多餐，避免呛奶。如果宝宝出现呼吸急促、费力等现象，及时到专科医院就诊，以免耽误病情。

80. 先心病宝宝出院后感冒怎么办？

手术前的先心病宝宝由于疾病原因，抵抗力比较差，容易感冒，虽然进行了手术，但术后早期宝宝的抵抗力仍是偏弱的，如果家长护理不当，宝宝仍会有感冒的发生。如果出院后宝宝感冒发热了，一定要到当地的正规医院就诊。由于宝宝心内畸形已经矫治，所以先心术后宝宝感冒和正常宝宝感冒一样处理即可，但就诊时需要详细告知医生宝宝的病史，方便医生给予正确的处理。

81. 先心病宝宝术后什么时候能洗澡?

一般心脏手术切口多在术后 1 周愈合,术后 2 周切口上的结痂大部分脱落。故宝宝出院后如切口没有红肿、渗液,可以先进行擦浴,但应避开刀口部位,擦浴时注意给宝宝保暖。等刀口结痂完全脱落后可正常洗澡,建议以淋浴为主,不要使用过热的水同时避免用力揉搓刀口周围皮肤,洗完澡后立即用干净、柔软的毛巾给宝宝擦干伤口处,保持干燥,一旦发现红、肿等现象要引起警惕,预防感染,必要时到医院就医。在医生没有允许之前不要给宝宝坐浴或游泳。

82. 先心病宝宝术后能坐飞机吗?

简单先心病,如房间隔缺损、动脉导管未闭、中等以下大小的室间隔缺损等,术后心脏解剖得到矫治,完全可以坐飞机。复杂先心病,若是身体一般状况较好,活动无明显受限,心脏功能没有明显的障碍,没有缺氧发作、呼吸困难等病史,一般也可以坐飞机;而已经接受手术治疗的患儿,心脏畸形得到矫治,心脏功能得到改善,一般状况好者可以坐飞机。但是,先心病宝宝存在严重发绀、心功能不全、呼吸加快或呼吸困难等严重表现时慎坐飞机。

83. 先心病宝宝术后什么时候可以预防接种?

简单的先心病(如房缺、室缺、动脉导管未闭等),如果无症状、病情比较稳定或正在好转且无其他接种禁忌证(过敏、免疫功能障碍等),可以按照免疫程序接种疫苗。或者经过手术治疗 3 个月以后复查心脏功能良好,也可以按照正常程序接种。复杂、严重先心病(青紫型),或合并肺炎、肺高压、心衰、呼吸困难,或正在接受治疗的先心病患儿免疫力可能受到影响,均应暂缓接种疫苗,等孩子病情治愈、免疫力恢复后再补种。

84. 先心病宝宝术后能正常入学吗?

先心病宝宝术后心脏功能稳定、活动正常者,可以正常入学。复杂先心病,比如法洛四联症、肺动脉闭锁、单心室等发绀型先心病,患儿入学后应避免体育课等剧烈活动,以防发绀加重,心功能不全。复杂先心病患儿行姑息手术,仍处于不同程度缺氧状态,生长发育落后于同龄儿者,家长应听取医生建议,综合考虑。

85. 手术对宝宝将来的生活有影响么?

先心病术后宝宝的生长发育、活动能力、生活质量与手术的类型、手术的时间有关。

绝大部分非青紫型先心病及常见的青紫型先心病的宝宝在合适的年龄阶段手术后,其生长、发育可与正常宝宝一样,且生活质量也基本达到同龄宝宝,对以后的学习、生活、工作不会有影响,但建议不要从事重体力型工作。但如果一些非青紫型先心病宝宝病情发展到一定的严重程度如出现严重的肺动脉高压,手术后生活质量会较同龄宝宝下降。患复杂先心病的宝宝,根据病情可能需两次或多次手术者,特别是无法完全根治的宝宝,需终身随访,观察心脏功能、瓣膜功能等,宝宝生长发育可能落后于同龄宝宝,生活质量也会随之受影响。

有资料报告常见的先心病在幼儿期接受手术,其寿命与正常人相同,青少年期接受手术者接近正常人群,而在中年手术则短于正常老人,但长于未接受手术的患者。

86. 先心病宝宝长大后能正常婚育么?

先心病宝宝长大以后大多数可以正常结婚生子,但决定妊娠前首先要进行遗传咨询,因先心病有一定的遗传性,其亲代再现风险率高。通过遗传咨询可发现高危胎儿及去除不良的环境因素,减少先心病的发病率。其次,患有心脏病的妇女怀孕,母子均可能处于危险之中,高危心脏病如原发性肺动脉高压、重度主动脉瓣狭窄等患者不易妊娠,低危性心脏病如房间隔缺损、室间隔缺损无肺动脉高压、心功能良好者可允许妊娠。

另外,妊娠早期应适当休息并限制活动,注意减少心脏负担,避免贫血和感染,戒烟戒酒,停止所有不必要的药物,远离有害环境。妊娠期间应密切观察心功能和胎儿的发育情况,保证胎儿在宫内有足够的供氧和供血,避免发生先心病。如果患先心病的妇女,口唇及四肢甲床有青紫,说明病情仍比较严重,就不能怀孕,必须采用避孕措施。病情较轻的先心病妇女,在进行体检后在医生的指导下可以怀孕。因为怀孕的 32 周内,孕妇体内的血容量比怀孕前要增加 30% ~50%,对有心脏病、心功能不健全的孕妇来说是个不小的负担,勉强怀孕易导致孕妇心衰,有生命危险。根据统计,心功能Ⅰ~Ⅱ级的孕妇心力衰竭的发生率为 7% ~47%,孕妇心功能为Ⅲ~Ⅳ级时,胎儿的死亡率为 12% ~31%。父母一方患有先心病时,婴儿患该病的可能性是正常人的 6 倍。所以,有先心病的孕妇,决定是否怀孕应十分慎重,一定要做好孕期各项检查。

87. 先心病术后多长时间复查比较合适?

术后复查对先心病宝宝的成长非常重要。先心病手术复查的目的是评估手术治疗的效果,发现异常情况,必要时给予科学的干预,包括药物的调整,甚至需要再次外科手术或介入治疗。因此,家长要对先心病手术后孩子的复查非常重视。先心病手术后复查的时间可以分为术后早期复查和晚期复查两个阶段。复查的次数根据手术而定。一般简单的先心病术后 2 周复查,以后复查时间根据手术和恢复情况而定。一般手术后 2 周、1 个月、3 个月、6 个月、12 个月按时复查。如果以上复查患儿恢复较好,建议之后每 1 ~2 年复查 1 次,直到成年。一些复杂先心病术后或术后有心功能不全、心律失常等问题的宝宝需要增加复查次数。建议到孩子接受手术的单位进行复查,以便于对手术前后的资料以及每次复查的资料进行对比。复查时需要带上孩子疾病相关的资料,包括住院资料和影像学资料,医生根据宝宝情况确定复查内容,一般包括听诊、触诊、心电图、胸片、心脏彩超等。

88. 先心病宝宝术后体重不增加或增加过快正常吗?

宝宝术后体重增长是身体机能恢复的一项重要指标,体重不增加或增加过快都不是正常现象。体重为各器官组织及体液的总重量,是反映儿童体格生长,尤其是营养状况最易取得的敏感指标。先心病宝宝术后,由于血液循环已经恢复正常,心功能得到改善,喂养时出汗情况会较术前改善,术后表现为食欲增加明显,患儿体重一般都会增加,部分宝宝体重可达到正常婴幼儿体重增长水平。但也有部分宝宝体重增加缓慢或不增,一般多见于复杂先心病术后宝宝或心功能差、有胃肠道问题的宝宝。家长需及时带宝宝复查。术后早期患儿体重增加过快时容易增加宝宝心脏负担导致水钠潴留、心功能不全,故术后早期忌暴饮暴食,控制体重在正常的增加范围为宜。

89. 先心病宝宝术后什么时候能正常补钙?

(1)食物补钙最安全:母乳、配方奶是婴儿首选的补钙食物。对于年龄较大一些的宝宝,除奶制品外,还可给予豆制品、虾等食物补充,正常进食,不会引起钙过量。

(2)选对补钙时间:给宝宝服用钙剂,为了避免奶类干扰钙的吸收,要注意不要与牛奶同时服用,最好将补钙安排在两次喂奶之间进行。如果补钙剂量较大,则应与铁、锌分开服用。一般最佳服用时间是饭后 $1 \sim 1.5$ 小时或每晚临睡前服用。

(3)钙剂不与地高辛同用:地高辛属于洋地黄类药物,是一种强心药。若与钙类制剂合用,过高的血钙水平可能增加洋地黄类药物的作用甚至产生毒性反应,导致心律失常。所以地高辛使用说明书上会提示"用药期间禁服钙剂"。如服用地高辛期间,宝宝病情需要必须补钙,补钙时间需要和地高辛服用时间间隔2小时左右,补钙的同时建议添加鱼肝油。

(张林虹 陈俊红 薛海娜 安晓丽 顿艳婷

王 晶 张媛媛 刘玉慧 本乐乐 胡 君)